PUBLICATIONS DU MOUVEMENT MÉDICAL

ÉTUDE

SUR LES

ÉPANCHEMENTS TRAUMATIQUES PRIMITIFS

DE

SÉROSITÉ

DES DIVISIONS COMPLÈTES

DE LA

LANGUE CHEZ LES ENFANTS

Par G. PELTIER

INTERNE DES HÔPITAUX DE PARIS

PARIS

ADRIEN DELAHAYE, LIBRAIRE-ÉDITEUR

PLACE DE L'ÉCOLE-DE-MÉDECINE

1870

ÉTUDE

SUR LES

ÉPANCHEMENTS TRAUMATIQUES PRIMITIFS

DE SÉROSITÉ

PAR G. PELTIER

« Par la pression ou le choc d'un corps volu-
« mineux à surface plane et arrondie, il s'opère
« sous la peau des ruptures auxquelles cette
« membrane échappe souvent. Non qu'elle sur-
« monte par la force de ses fibres la violence
« extérieure, mais elle l'élude par le jeu de sa
« mobilité et de son extensibilité ; elle s'applique
« en quelque sorte à l'instrument vulnérant, fuit
« devant lui en se déplaçant ou en s'allongeant,
« et tout en conservant son intégrité, elle lui
« permet d'atteindre des organes plus profondé-
« ment situés. » (Morel-Lavallée. — Archives de
médecine. Juin 1863, page 611.)

Que se passe-t-il alors? La plupart du temps,
les tissus sous-jacents éprouvent une solution de
continuité à laquelle participe leur élément vas-
culaire. Le sang se comporte alors de deux ma-
nières différentes; tantôt, il imbibe, pour ainsi
dire, le tissu cellulaire ; c'est *l'infiltration de
sang* ; tantôt, au contraire, il se creuse une cavité, et s'y rassemble : c'est *l'épanchement*. L'infiltration et l'épanchement de sang, accidents
primitifs de la contusion, ont été généralement

bien décrits par les auteurs; mais il n'en est pas de même d'une autre collection de liquide qu'ils ont généralement passée sous silence, et que le premier, Morel-Lavallée étudia avec soin en 1853; je veux parler des *épanchements traumatiques primitifs de sérosité* que je me propose de décrire dans ce travail.

Chapitre Ier. — Historique.

Il est étonnant qu'une maladie qui, sans être commune, n'est cependant pas excessivement rare, et qui eût dû frapper les observateurs par cela même qu'elle semble présenter quelque chose de particulier, d'anormal, il est étonnant, dis-je, qu'une semblable maladie ait presque passé inaperçue, et soit si rarement signalée par les auteurs qui ont traité des affections chirurgicales.

En 1853, Morel-Lavallée publia dans les Archives de médecine un mémoire justement remarqué sur les épanchements traumatiques de sérosité; jusqu'à cette époque, cette affection avait été confondue avec les épanchements sanguins, et c'est à la description de cette dernière maladie qu'il faut se reporter, si l'on veut avoir quelques indications bibliographiques.

Ambroise Paré qui consacre une partie importante de son livre aux plaies et aux contusions, indiqua bien qu'il avait connaissance des épanchements, mais il les considère tous comme *sanguins*, et recommande de faire des sacrifications.

Ravaton, dans sa *Pratique moderne de la chi-*

rurgie française, ne paraît avoir eu connaissance que des collections sanguines, et J. L. Petit, de son côté, a complétement ignoré l'existence de ces épanchements séreux; il dit seulement qu'il faut se mettre en garde contre les *tumeurs sanguines*.

En 1722, Lamotte rapporte dans son *Traité de chirurgie*, une observation d'épanchement où il est dit que l'incision fit sortir « un *sang clair et haut en couleur.* » Je la résume brièvement.

Obs. I. — *Pression par une roue de voiture. — Epanchement occupant le bras. — Ponction.*

Au mois d'août 1813, Lamotte fut appelé auprès d'un homme sur le bras duquel était passée une roue de voiture. Il y avait contusion, et le chirurgien constata la tuméfaction occupant le bras depuis la partie supérieure jusqu'au coude inférieurement et formant une tumeur de la grosseur au moins de deux œufs mis bout à bout. On crut à du sang. Au bout de quinze jours, on ouvrit et il en sortit du sang clair et haut en couleur. (Lamotte. *Traité de chirurgie*, tome I, page 416.)

Telle est résumée, l'observation due à Lamotte; je l'ai rapportée, non qu'elle me semble très-probante; je ne suis même pas certain qu'elle appartienne au sujet qui nous occupe, et j'éprouve plus d'embarras que Morel-Lavallée qui n'hésite pas à considérer ce cas comme un cas d'épanchement traumatique de sérosité; j'ai peine à interpréter ainsi les textes et si j'ai ici consigné cette observation, c'est parce que c'est la première fois où il paraisse qu'un auteur ait fait la distinction entre un épanchement de sang et un épanchement d'une autre nature.

En 1810, Pelletan publia un mémoire sur les épanchements de sang (*Clinique chirurgicale*, 1810, t. II); là, on trouve des observations qui se rapportent manifestement à notre sujet, et l'on peut dire que ce chirurgien connut les épanchements de sérosité; seulement il s'en occupa peu; il n'en fit pas une étude spéciale et les confondit le plus souvent avec les épanchements sanguins. De ce travail je détache quatre observations dont j'en consigne deux ici; les autres trouveront place dans la suite de cette étude.

Obs. II. — *Épanchement à la jambe produit par un coup de pied de cheval. — Incision. — Guérison.*

L'épanchement siège à la partie antérieure et moyenne de la jambe, et a été produit par un coup de pied de cheval. Le sixième jour, on pratique une incision qui donne issue à une grande quantité de sang *fluide et de sérosité.* Il y eut un peu de réaction; la fièvre s'empara du malade, la suppuration s'établit, et la guérison n'eut lieu qu'au bout de six semaines. (Pelletan. — t. II. p. 163).

Obs. III. — *Épanchement de la cuisse produit par une roue de charrette. — Incision. — Issue de sérosité rougeâtre. — Guérison.*

Une roue de charrette passe sur la cuisse d'un individu, et bientôt apparaît sous la peau un épanchement de volume indéterminé. Pas de fièvre, pas d'accidents. C'est un épanchement avec fluctuation d'une matière dont la légèreté annonçait qu'elle était aqueuse. « *Le fluide était flottant dans la poche qui le renfermait et* qu'il ne remplissait pas en entier. » Après deux mois ne remarquant aucun changement, le chirurgien fait une incision dans le point le plus déclive ; il en sort plus d'une livre de sérosité rougeâtre et limpide. Compression méthodique de toute la largeur du foyer, ne laissant libre que son ouverture ; il s'en échappe encore une assez grande quantité de sérosité, mais, « au bout de quelques jours, le recollement des parties fut complet, et la plaie ne tarda pas à guérir. » (Pelletan, tome II, p. 130).

Cette observation est importante ; on y voit, en effet, consigné avec soin un des principaux symptômes de l'épanchement de sérosité ; je veux parler de cette sensation que produit un liquide flottant dans une poche qu'il ne remplit pas en entier. Elle est encore intéressante à ce point de vue que l'épanchement, qui demeurait stationnaire, guérit rapidement par l'incision suivie d'une compression méthodique.

Après le mémoire de Pelletan vient une observation très-importante que J. Cloquet lut en 1827 à l'Académie de médecine. Le savant chirurgien la fit suivre de quelques considérations qui prouvent d'une manière évidente qu'il distinguait l'épanchement séreux de l'épanchement sanguin. Voici d'ailleurs le résumé succinct de cette observation :

Obs. IV. — *Épanchement occupant la région lombaire et la partie latérale de la poitrine. — Incision. Issue de sérosité. Compression. Guérison.*

Il s'agit d'un homme renversé par une voiture, et qui éprouve une forte contusion à la région lombaire et à la partie latérale gauche de la poitrine et de l'abdomen. La peau est *décollée*, soulevée par un liquide dont la *fluctuation* se fait sentir depuis la région lombaire jusque vers le muscle droit de l'abdomen et au-dessus du grand pectoral. Incision au bas de la région lombaire. Il s'écoule une pinte de *sérosité sanguine*. Compression. La sérosité devient lactescente, puis purulente. L'adhésion des parois a lieu plus tard. (*Comptes rendus de l'Académie de médecine*, séance du 27 janvier 1827.)

A la suite de cette observation, J. Cloquet insista sur le siége et sur la cause de l'épanchement, sur le décollement de la peau et la sensation de fluctuation produite par le liquide. Il terminait par quelques considérations sur le traitement, et principalement sur l'incision et la compression.

Velpeau n'ignora pas non plus l'existence de cette affection ; c'est même lui qui, le premier, exprima franchement la distinction qui existe entre ces collections séreuses et les collections sanguines. Voici ce qu'il dit, en effet : « Une violence « extérieure, froissant les parties, peut imprimer « à la couche sous-cutanée une telle force d'ex- « halation, que bientôt il s'établit, entre l'aponé- « vrose et les téguments, une collection de sé- « rum. Si ce liquide se maintient en place quelques « semaines, la cavité qu'il s'est formée présente « exactement les mêmes caractères que celles des « autres cavités closes, séreuses ou synoviales ; « les parois sont lisses, onctueuses et régulières. « Rien, en pareil cas, ne permettrait de dire qu'il « existe une bourse, une membrane séreuse ou « synoviale sous-cutanée ; il est clair que la ca-

« vité résulte ici d'un écartement mécanique des
« lamelles du tissu cellulaire. »

En 1845, MM. Bérard et Denonvilliers con-
fondent l'épanchement sanguin et l'épanchement
séreux, ou plutôt, rejetant l'épanchement séreux
primitif, ils n'admettent cette variété que comme
transformation de l'épanchement de sang. « La
« collection, disent les savants auteurs du *Com-*
« *pendium*, devient de plus en plus fluide; quel-
« quefois la matière colorante est tout à fait dé-
« truite et la collection est à peu près transpa-
« rente; sa consistance n'est plus celle du sang ;
« elle devient plus onctueuse et comme siru-
« peuse. Le dépôt sanguin est alors transformé
« en un véritable kyste. Il est rare que dans cette
« circonstance on voie la tumeur disparaître par
« absorption ; elle persiste, au contraire, à la ma-
« nière des kystes, et tend à s'accroître par suite
« du travail de secrétion qui s'établit à la face
« interne de la poche. » (*Compendium*, t. I. p. 396.)

Maintenant il me faut arriver au mémoire que
j'ai déjà signalé, au mémoire de Morel-Lavallée,
qui décrivit d'une manière complète les épanchements traumatiques de sérosité; rassemblant les
observations, il en fit une espèce de corps de
doctrine, et put alors indiquer les symptômes
de l'affection et insister sur les moyens de diagnostic et de traitement. Morel-Lavallée lut son
mémoire devant la société de chirurgie, et là, il
fut attaqué et critiqué assez vivement par quelques-uns des membres de la société.

M. Voillemier reprocha à Morel-Lavallée l'in-
terprétation qu'il avait faite de cette maladie;

il soutint que la sérosité qu'avait observé ce chirurgien provenait du sang coagulé. M. Giraldès trouva, de son côté, que Morel-Lavallée n'était pas dans la vérité en appelant ce liquide de la sérosité; pour lui, c'est un mélange de sang et de lymphe plastique qui ne présente ni les caractères, ni la composition de la vraie sérosité. La production de ce liquide est facile à comprendre; la violence qui déchire les tissus donne lieu d'abord à une collection sanguine, puis les surfaces traumatiques fournissent plus tard la lymphe plastique qui se mêle au sang.

Depuis ce temps, quelques observations éparses ont été publiées dans des recueils ou dans les journaux; mais l'histoire de cette affection n'est pas encore entrée dans le domaine classique; les auteurs modernes la passent sous silence. Follin, cependant, dans son *Traité*, y consacre quelques pages, et le professeur Laugier quelques lignes dans un récent article qu'il vient de publier (art. Cuisse du *Dictionnaire de médecine et de chirurgie pratiques*).

Chap. II. — Anatomie pathologique.

L'anatomie pathologique de l'épanchement traumatique de sérosité doit être étudiée : 1° au point de vue du siége et de la région où on le rencontre; 2° au point de vue du contenant, c'est-à-dire de la poche; 3° au point de vue du contenu, c'est-à-dire du liquide.

Siége. — Le siége ordinaire de l'épanchement est le tissu cellulaire sous-cutané; il est rare de le voir occuper le tissu cellulaire profond. Si

nous consultons nos observations, nous ne trou-
vons que deux cas où le foyer ait été éloigné de
la peau ; un de ces cas, confirmé par l'autopsie,
est dû à Pelletan ; l'autre a été recueilli dans
le service de Velpeau.

Obs. V. *Épanchement à la jambe produit par la
chute d'une pierre. — Incision. — Mort.*

Dans cette observation il s'agit d'un épanchement
profond, produit par la chute d'une grosse pierre. Cet
épanchement, de volume indéterminé, siége à la partie
externe et postérieure de la jambe. Le 4ᵉ jour, une
incision est pratiquée, qui donna issue à un amas de
sérosité noire, visqueuse. La plaie ne se referme pas ;
il y a prolongement insidieux de l'écoulement ; la
fièvre s'allume ; le membre se tuméfie ; la gangrène
s'en empare et la mort arrive le 21ᵉ jour (Pelletan,
t. II, p. 140).

Obs. VI. *Épanchement profond produit par un coup
de pied de cheval. — Ponction. — Incision. — Vésicatoires. — Guérison.*

Le 12 juin 1836, entre un homme de 42 ans, à l'hôpital de la Charité, salle Ste-Vierge, nᵒ 36, service de
M. Velpeau. Le malade fut renversé par un cheval qui
lui marcha sur la cuisse gauche ; aussitôt il y eut tuméfaction à la face antérieure. — Douleur. — Repos.
Sangsues. La tuméfaction persistant, le malade entre
au bout de deux mois.

12 *juin*. Tuméfaction au-dessus du jarret. Point de
changement de coloration de la peau. Par la palpation,
on a la sensation de la présence d'un liquide qui doit
être situé sous l'aponévrose, dans l'écartement des
muscles biceps d'un côté et demi-membraneux et demi-
tendineux de l'autre. En appuyant un doigt sur la

tuméfaction, on a la sensation évidente du mouvement d'un liquide; l'œil aperçoit même de légères ondulations communiquées à la peau. M. Velpeau plonge une lancette, et il en sort un liquide séreux, jaunâtre, un peu filant.

A la face antérieure et moyenne de la cuisse, on sent qu'il y a du liquide situé profondément; même sensation de tremblement.

23 *juin*. Incision. Issue de 100 grammes de sérosité ressemblant à la sérosité des hydrocèles.

1er *juillet*. Vésicatoire.

20 *juillet*. 2e vésicatoire.

2 *août*. Le malade sort à peu près guéri.

Cette dernière observation est un exemple d'épanchement profond; elle est aussi intéressante à un autre point de vue : c'est que l'épanchement s'est produit tardivement. Ce n'est pas le cas commun, comme je le montrerai quand je m'occuperai de la symptomatologie.

Voilà les deux seuls cas que je puisse citer d'épanchement séreux profond; cette variété me paraît donc très-rare; j'essaierai d'ailleurs d'expliquer cette prédilection de siége alors que je m'occuperai du mécanisme de la production de l'épanchement.

RÉGION. — D'après les observations que j'ai pu réunir, la cuisse est la région où se rencontre le plus souvent l'épanchement de sérosité; viennent ensuite la région des lombes, celle de la jambe et enfin celle du bras. Je donne les chiffres : sur 22 cas, 10 ont été notés à la cuisse, 6 aux lombes, 5 la jambe, 1 au bras. D'après la clinique, voilà l'ordre de fréquence des épan-

chements traumatiques de sérosité; peut-on l'interpréter et l'expliquer par l'anatomie normale?
Je le pense; en effet, *à priori*, on peut dire que
l'épanchement de sérosité occupera de préférence
une région exposée aux contusions, aux chocs,
aux pressions extérieures, alors surtout que la
disposition anatomique de cette région permettra
le glissement facile de la peau sur les tissus
sous-jacents, et laissera ainsi se faire ces décollements sans lesquels l'épanchement ne pourrait
se produire. Or, les membres thoraciques et abdo-
minaux sont aussi exposés aux contusions qu'aucune autre région; seulement, pour le membre
supérieur, pour la paume des mains, pour l'ais-
selle, et pour l'avant-bras et le bras, la peau
adhère intimement par l'intermédiaire d'un tissu
fibreux émané des aponévroses; il en est de
même pour la plante des pieds, et jusqu'à un
certain point, pour la jambe; ainsi ne devons-
nous pas nous étonner de ne rencontrer que
très-rarement, dans ces régions, l'affection qui
nous occupe. A la cuisse, les conditions sont tout
autres : la peau, épaisse en dehors, plus fine en
dedans, assez mobile, glisse facilement à l'aide
de la couche sous-cutanée sur l'aponévrose *fascia
lata;* cette aponévrose, d'une épaisseur considérable, surtout en dehors, où elle forme une ban-
delette très-dictincte, constitue un plan résistant
sur lequel les parties superficielles sont comprimées par la force agissante. Aux lombes, la masse
commune des muscles sacro-lombaires, long
dorsal et transversaire épineux, est maintenue
par une aponévrose à fibres entrecroisées, d'une

épaisseur, d'une force et d'une résistance qu'on ne retrouve nulle part ailleurs. C'est une région prédisposant par excellence aux décollements traumatiques de la peau ; nul doute que si, comme la cuisse, comme la jambe, elle se trouvait exposée aux violences extérieures, nul doute, dis-je, qu'elle ne fût bien plus souvent le siège de l'affection qui nous occupe en ce moment.

Est-ce à dire que les faits et les cas qui se présenteront ne viendront pas intervertir l'ordre de réquence que je donne ici. Évidemment non. Y aura-t-il pour cela désaccord entre l'anatomie et la clinique ? Non encore. On trouve, en effet, assez souvent en clinique des contradictions apparentes, alors surtout que l'on s'appuie sur un nombre trop restreint de faits ; on peut avoir affaire (Velpeau aimait à en citer des exemples) à des séries rares, extraordinaires qui semblent tout d'abord bouleverser les idées reçues, mais que de nouveaux cas font rentrer dans l'ordre naturel, momentanément interverti.

Poche. — Jusques à présent l'examen de la poche n'a pu être fait que d'une manière incomplète. Toutefois, on sait que c'est une cavité creusée au sein du tissu cellulaire par la rupture des éléments qui entrent dans sa structure. Cette cavité isole le liquide de manière à le soustraire aux réactions du reste de l'organisme et de l'atmosphère ; aussi ce liquide se comporte-t-il comme s'il était dans un vase inerte, et il pourrait rester indéfiniment dans sa cavité, à moins toutefois qu'il ne se produise un travail organique autour de lui. Quelquefois l'épanchement disparaît de lui-même, mais, de temps en temps, il provoque des accidents phlegmasiques dont la terminaison ne peut avoir rien de fixe.

La sérosité peut n'exercer aucune influence sur le tissu cellulaire; mais d'autres fois, une fausse membrane se développe qui enkyste l'épanchement. Cette fausse membrane est de couleur gris jaunâtre, adhérente aux tissus environnants.

La poche est assez souvent limitée par un bourrelet périphérique, dur, résistant aux doigts, mais ne donnant pas la sensation de crépitation fournie par un bourrelet qui serait produit par des caillots ou un épanchement sanguin. M. Voillemier et d'autres ont nié cette différence de sensation dans l'induration périphérique; elle me semble cependant bien évidente; dans l'épanchement sanguin, elle est produite par le sang coagulé; dans l'épanchement séreux, elle résulte d'un simple engorgement du tissu cellulaire.

LIQUIDE. — Étudions le liquide au triple point de vue de ses caractères *physiques*, *anatomiques* et *chimiques*.

Les caractères *physiques* portent sur la *couleur*, la *consistance*, la *quantité* et la *densité*.

La *couleur* est variable; tantôt, et le plus souvent, le liquide est citrin et d'une grande limpidité, tantôt il est rougeâtre (*Voir* les Obs. III, IV et les Obs. VII, VIII rapportées ci-après), quelquefois même un peu noirâtre (Obs. I, II), présentant des reflets huileux, dus à des globules sanguins. C'est cette couleur foncée qui a fait confondre cet épanchement avec l'épanchement sanguin; de là l'étonnement des auteurs

de voir ce sang rester presque indéfiniment sans
se coaguler (Bérard et Denonvilliers, — *Comp.*,
t. I, p. 393). C'est à ces épanchements que Morel-
Lavallée a réservé le nom de *mixtes*; je les si-
gnale, tout en faisant quelques restrictions que
j'ai déjà eu l'occasion de produire à propos de
l'obs. I, due à Lamotte. De ces épanchements
mixtes, je donne ici quelques observations.

Obs. VII. *Epanchement à la jambe produit par un
coup de pied de cheval. — Incision. — Guérison.*

Un homme reçoit un coup de pied de cheval à la
partie antérieure et moyenne de la jambe, et aussitôt
dans cette région se développe un épanchement considérable. Le sixième jour, on pratique une incision
qui donne issue à une grande quantité de *sang fluide
et de sérosité.* Il y eut un peu de réaction; la fièvre
s'empara du malade et la guérison n'eut lieu qu'au
bout de six semaines. (Pelletan, t. II, p. 168.)

Obs. VIII. *Epanchement à la région lombaire produit
par un éboulement. — Ponction. — Guérison.*

Un ouvrier est pris dans un éboulement; lorsqu'il
est retiré, on constate une ecchymose de la région
lombaire avec déchirure de l'épiderme. Dans la même
région, entre la peau et l'aponévrose se fait un épanchement qui est plus marqué du côté droit de la colonne vertébrale que du côté gauche. Le vingt-qua-
trième jour, on fait une ponction. Il en sort une
quantité assez considérable de *sérosité rougeâtre.* —
Compression. Suppuration séreuse. Guérison. (Pelletan, t. II, p. 131.)

Le liquide est généralement d'une *fluidité
complète et permanente;* sa *consistance* a beau-

coup d'analogie avec celle du liquide d'hydrocèle ; quelquefois cependant, il est onctueux, un
peu visqueux, ce qui est dû à la présence de
globules graisseux. Le temps n'exerce pas une
influence sensible ni sur la *couleur*, ni sur la *consistance* de l'épanchement : disons toutefois que
lorsqu'on pratique des ponctions à différentes
époques, on peut voir quelque changement dans
la *couleur*; de citrin qu'il était primitivement, le
liquide peut devenir rougeâtre et réciproque-
ment. Je n'en veux donner pour preuve que l'observation suivante :

Obs. IX. *Epanchement produit par une roue de voiture. — Ponctions successives. — Point de résultat.
Injection iodée. — Guérison.*

Le 2 juin 1852, entre à l'hôpital de la Pitié, salle
Saint-Gabriel, lit 30, service de M. Laugier, un homme
jeune encore, vigoureux, dont voici l'observation
sommaire :

Endormi sur le devant de sa voiture, il tombe et
l'une des roues lui passe entre les deux membres in-
férieurs, de l'extrémité vers l'aine et lui froisse fortement la partie interne de la cuisse gauche, dont la face
externe est appuyée sur le bord du trottoir. Le lendemain matin, il y a du gonflement et un ecchymose à
la partie interne et moyenne de la cuisse; c'est un
gonflement vague; il n'y a pas de tumeur à propre-
ment parler. Le surlendemain, il entre à l'hôpital,
Ventouses. — Il sort au bout de six jours et reprend
son service.

Au bout du deuxième mois, il entre chez M. Laugier. Après cinq semaines de séjour, on fait une *première ponction*; il en sort de la *sérosité noirâtre*.
Quinze jours après, on fait une *deuxième ponction*,

qui donne issue à un demi-litre de *sérosité plus limpide*. Le liquide réapparaît; une *troisième ponction*,
faite au bout d'un mois, donne de nouveau issue à un
demi-litre de liquide.

Au bout de deux mois, neuf jours après la troisième
ponction, le 29 octobre, M. Laugier pratique une *qua-
trième ponction*, qui donne issue à deux verres d'un
liquide *moins foncé, jaunâtre, demi-transparent*.

Injection iodée, — compression, — guérison.

Cette observation est intéressante à plus d'un
titre; cet épanchement apparu tardivement, né-
gligé longtemps, traité sans résultat par des ponctions successives donnant issue à un liquide de
moins en moins consistant, de moins en moins
foncé, guéri par la teinture d'iode, voilà surtout
ce qu'il faut noter et enregistrer avec soin.

L'épanchement traumatique de sérosité est généralement assez *considérable;* la poche contient
le plus souvent 250 ou 500 grammes de liquide;
elle peut même en contenir un ou deux litres, et
si l'on vient à lui donner issue par une ponction
ou par une incision, il est à remarquer qu'il se
reproduit généralement avec une grande facilité.
(Voir l'observ. IX.)

La *densité* paraît être celle de la sérosité du
sang; elle est de 1,020 à 1,030.

Voyons maintenant les caractères *anatomiques*
et *chimiques*. Si on place le liquide dans une
éprouvette graduée, et qu'on le laisse reposer et
refroidir, on le voit bientôt se séparer en deux
couches, une inférieure dont la hauteur est environ 1/20 de celle de la supérieure et qui est
constituée par un dépôt grenu et floconneux,

d'une teinte rouge brunâtre; l'autre forme une colonne entièrement fluide et transparente. Ces deux couches ont été examinées au microscope, et l'analyse chimique en a été faite avec soin par MM. Lebert, Robin et Quevenne. Voici le résultat de leurs observations :

1° *Partie fluide :* Sérosité analogue à celle du sang; globules graisseux en grande quantité.

2° *Dépôt :* Globules du sang à peu près décolorés; — globules blancs du sang en petite quantité; — matière colorante du sang précipitée en petits granules.

A la suite de cette analyse chimique et microscopique, je crois devoir rapporter une observation, que je trouve consignée dans un travail de M. Thuillier sur les épanchements sanguins (Thèse de Paris, 1856).

OBSERV. X. *Epanchement produit par une roue de voiture. — Ponction. — Guérison.*

Dans le service de M. Nélaton, suppléé par M. Houel, entre un homme qui a été violemment renversé par une voiture. Il s'est développé à la partie supérieure de la cuisse gauche une tumeur du volume du poing, douloureuse pendant la marche, empêchant le malade de se coucher de ce côté, non crépitante, et présentant tous les caractères de ballottement décrits par Morel-Lavallée. Au bout de quinze jours, on fit une ponction qui donna issue à cent grammes de liquide contenant des cristaux de cholestérine en si grand nombre qu'ils formaient, à la surface de ce liquide, une couche brillante et qu'ils tapissaient toute la paroi du vase. Ce liquide, après dix minutes, déposa un caillot au fond du vase. Le liquide était épais, visqueux, filant, à peu près transparent, d'un jaune citrin.

MM. Houel et Thuillier n'ont pas hésité à ranger cet épanchement dans les épanchements sanguins. Pourquoi? A cause, disent-ils, du caillot qui s'est déposé au bout de dix minutes. Ils n'insistent pas davantage; ils semblent ignorer que dans les épanchements traumatiques de sérosité, tels que les a décrits Morel-Lavallée, le liquide se sépare toujours, par le repos, en deux couches dont l'inférieure constitue un dépôt généralement rouge brunâtre. Ce dépôt n'est-il pas le caillot de MM. Houel et Thuillier? Il m'est permis de le croire, et m'appuyant sur la cause productrice, je puis, ce me semble, ranger cet épanchement dans la classe des épanchements primitifs de sérosité.

Chap. III. — Causes et mécanisme.

Les épanchements traumatiques de sérosité, dit Follin, se produisent surtout quand, sous l'influence d'une contusion violente, la peau se décolle, dans une assez grande étendue, des tissus sous-cutanés. La pression brusque d'une roue de voiture qui surprend obliquement les parties et tourne un peu autour d'elles est la cause la plus puissante de ces décollements traumatiques. Ainsi, sur nos 22 observations, nous notons 13 fois, comme cause de cet accident, la pression d'une roue de voiture. Sur 11 cas, Morel-Lavallée l'avait notée 8 fois, on conçoit facilement que d'autres causes puissent produire le même résultat : ainsi une chute dans l'escalier (Voir l'obs. XI rapportée ci-après), un instrument contondant, un éboulement (obs. XIII, XII), une morsure de cheval (obs. XIII).

Obs. XI. *Épanchement de la région lombaire produit par une chute dans un escalier. — Fracture du crâne. — Repos. — Eau blanche. — Guérison.*
(Observation communiquée par mon collègue et ami J. Cornillon.)

Prev.... Léon, 30 ans, domestique, rue Mont...., 19, entre le 10 septembre 1869, à l'hôpital Saint-Antoine; il est couché au n° 3 de la salle Saint-Barnabé, service de M. Tillaux.

Le 9 septembre, il se rendait à son travail; en descendant l'escalier, il tomba sur le dos et dégringola ainsi plusieurs marches. Abasourdi par la chute, il ne put se relever. On le transporta chez lui; on le coucha. Le lendemain on l'amène à la consultation : cet homme se plaint de douleur, est abattu; il est porté par deux de ses amis, il marche cependant, mais courbé en deux.

11 *septembre.* — Le malade est à peu près sans connaissance; — léger écoulement sanguin par l'oreille, — 8 sangsues derrière chaque apophyse mastoïde. La région lombaire porte les traces d'une contusion violente, — ecchymoses multiples en cet endroit. — A gauche de la colonne lombaire, dans un espace quadrangulaire de 12 à 14 centimètres carrés, on sent une fluctuation molle; le liquide fuit sous le doigt, — ballotement manifeste. A l'endroit où on perçoit le mieux le ballotement, la peau a sa coloration normale. Au niveau de cet épanchement, douleur atroce, empêchant le malade de se coucher sur le dos.

12 *septembre*. — Le malade est abattu, somnolent; il répond mal aux questions posées; il divague et raconte des histoires invraisemblables. Il ne sait pas où il est. L'oreille gauche est toujours le siége d'un léger suintement sanguin ; les paupières sont closes, etc....

13 septembre. — Même état. — Un peu plus de calme cependant.

Ces phénomènes généraux, dus probablement à la commotion et peut-être à une fracture du crâne, vont en diminuant, et le 22 septembre, ils ont presque disparu. Quant à l'épanchement, il se circonscrit de plus en plus; la peau est un peu tendue. — Pas de bourrelet circulaire ; — on constate encore un tremblement manifeste; — plus de douleurs à la pression.

Pendant tout ce temps, le traitement de l'épanchement s'est borné au repos et à l'application de compresses imbibées d'extrait de saturne; il s'est dissipé peu à peu, cependant il n'a pas complétement disparu lorsque le malade, à la fin de septembre, veut quitter l'hôpital.

Nous avons là un épanchement produit par une chute dans un escalier ; il a été accompagné de phénomènes généraux que nous ne pouvons raisonnablement rapporter à cette maladie, et qui étaient vraisemblablement dus à la commotion ou à une fracture du rocher. Toujours est-il que les accidents se sont dissipés assez vite, même la douleur qui était atroce dans les premiers jours.

Obs. XII. — *Épanchement traumatique de sérosité à la région lombaire produit par un bloc de pierre. Compresses imbibées d'eau blanche. — Immobilité. Guérison. (Observation personnelle).*

Dut.... François, 45 ans, carrier, entre à l'hôpital

Saint-Antoine, le 16 juin 1869 ; il est couché au n° 8, de la salle Saint-Barnabé (service de M. Tillaux).

Occupé dans une carrière et étant un peu baissé pour son travail, il a reçu sur le dos un bloc énorme de pierre qui, après avoir parcouru obliquement tout le trajet de la colonne vertébrale est tombé sur la jambe droite qui a été fracturée au niveau des malléoles. On constata en outre, dans le coté droit, une crépitation bruyante ; la respiration est gênée, l'expectoration fréquente ; point d'emphysème ; il est manifeste qu'il y a fracture de deux ou trois côtes.

Du côté *des lombes*, dans une étendue en hauteur de 20 centimètres, en largeur de 7 à 8 centimètres, on constate un décollement de la peau qui porte en cet endroit les traces d'éraillures produites par le corps contondant. Il y a sous la peau une vaste poche, flasque, à peine remplie à moitié de liquide. Elle est limitée par un bourrelet peu saillant. Si on vient à presser légèrement avec le doigt, on détermine du *tremblottement* dans toute la poche ; si l'on vient à souffler, on constate aisément l'*ondulation* produite sur le liquide. On peut d'ailleurs, en examinant avec soin, constater la fluctuation.

17 juin. — *Diagnostic :* Epanchement traumatique de sérosité. — Fractures de côtes. — Fracture de la jambe droite. — *Traitement :* Pour les fractures de côtes, on applique un bandage de corps ; quant à la jambe, elle est mise dans une gouttière, et le 23 juin on applique un bandage roulé silicaté ; sur les lombes, on ordonna l'application de douze sangsues.

18 juin. — Pas de douleur ; — pas de réaction ; — mêmes phénomènes du côté des lombes ; — application de compresses imbibées d'eau blanche.

20 juin. — Peu de changement.

23 juin. — La poche tend à se remplir ; elle forme une tumeur peu manifeste.

25 *juin*. — La peau est tendue ; il est assez difficile à présent de constater les phénomènes de tremblement et d'ondulation.

30 *juin*. — Le malade est à peu près dans le même état.

5 *juillet*. — La poche est moins tendue ; la douleur est toujours nulle ; on continue l'application de l'eau blanche.

10 *juillet*. — Les phénomènes vont toujours en décroissant.

23 *juillet*. — Le malade à peu près guéri est envoyé à Vincennes.

Pression oblique par un bloc de pierre, décollement de la peau, épanchement consécutif, tremblement et ondulation, quelques phénomènes d'exacerbation, puis rémission : tels sont les principaux faits qui ressortent de cette observation.

Je vais maintenant relater une observation due à une cause fort peu fréquente, à une morsure de cheval.

Obs. XIII. — *Épanchement traumatique de sérosité siégeant dans la région dorsale, produit par une morsure de cheval. — Repos. — Guérison rapide.* (Observation communiquée par M. Cornillon, interne des hôpitaux.)

Jauv... Jules, 35 ans, charretier, entré le 1er septembre 1869, est couché au N° 1 de la salle Saint-Barnabé (hôpital Saint-Antoine, service de M. Tillaux).

Cet homme a été mordu par un cheval dans le dos en plusieurs endroits ; à première vue, les morsures paraissent de peu de gravité ; les dents n'ont pénétré que très-peu dans les tissus. On se borne à mettre quelques cataplasmes émollients.

10 *septembre*. — A la place d'une morsure située au niveau des 6e, 7e et 8e apophyses épineuses des vertèbres dorsales, nous constatons l'existence d'un épanchement assez considérable. — Tremblottement manifeste; ondulation du liquide. Pas de bourrelet circulaire; pas de crépitation. Douleur nulle à la pression. L'épanchemement est en nappe et n'est pas nettement circonscrit. Evidemment nous avons affaire à un épanchement traumatique de sérosité produit dans une poche formée par le décollement de la peau, lors de la morsure du cheval.

Le malade guérit d'ailleurs rapidement, et au bout de quelques jours il put être envoyé à Vincennes.

Ainsi donc, pression oblique par une roue de voiture, chutes dans un escalier, éboulements, morsures de cheval, etc., voilà les causes brutes, telles que nous les révèle l'observation; il faut maintenant essayer de les interpréter.

Pour Velpeau, il y a trois choses à considérer dans le mécanisme de toute contusion : la puissance, la résistance et le point d'appui. Cette décomposition facilite en effet la compréhension de l'action des forces; elle fait mieux savoir l'influence des plans solides aponévrotiques et osseux sur lesquels les parties superficielles sont comprimées par la force agissante. Si le corps contondant arrive directement sur un membre, rien n'atténue sa force d'impulsion; la partie frappée supporte le choc selon le mécanisme indiqué. Les premiers symptômes paraissent alors fort légers, quoique les tissus profonds aient subi une forte atteinte et que la lésion en elle-même soit grave. Mais que la force agisse obliquement,

les choses se passent autrement; le corps vulnérant rencontre d'une part la peau qui, par sa
propriété élastique, fuit devant lui; d'un autre
côté, le plan résistant, comme une aponévrose, un
muscle; le tissu cellulaire placé entre ces deux
forces est entraîné et déchiré par la puissance;
il se forme alors une poche dans laquelle s'accu-
mule le liquide. La direction oblique est la
condition la plus favorable à la production d'un
vaste épanchement; alors, en effet, le tissu cellulaire se trouve facilement déchiré. L'action de la
puissance n'est pas épuisée au point d'appui,
elle entraîne la partie qui résiste; les lames du
tissu cellulaire allongées au delà de leur élas-
ticité sont rompues et forment primitivement
une cavité dans laquelle s'épanchent secondaire-
ment la sérosité sanguinolente, ou même du
sang, suivant le cas et les circonstances.

« Quant au mécanisme intime de l'épanche-
« ment, dit Morel-Lavallée, il nous semble ré-
« sider dans la rupture des petits vaisseaux ou
« des capillaires, dont les extrémités froissées ne
« laissent échapper que la partie la plus tenue
« du sang. C'est le suintement d'une plaie qui
« ne saigne plus, c'est la sérosité rougeâtre qui
« imbibe et colore à peine le premier appareil
« dans les amputations. Peut-être, et ceci ren-
« trant dans les idées de M. Velpeau, peut-être le
« tissu cellulaire divisé fournit-il lui-même à
« l'épanchement le produit augmenté de sa secré-
« tion. C'est là d'ailleurs un de ces phénomènes
« dont l'organisme garde souvent le secret. »
Telle est l'opinion formulée par Morel-La-

vallée; de son côté, notre excellent maître M. Tillaux, rapporta, en 1868, dans le *Bulletin de Thérapeutique*, une observation d'épanchement traumatique de sérosité. Il la fit suivre de quelques réflexions que je citerai textuellement après avoir consigné le cas qui y a donné lieu.

OBSERV. XIV. — *Épanchement tardif de sérosité à la partie supérieure et externe de la cuisse. — Ponction. — Guérison.* (Observation publiée par M. le docteur Tillaux.)

C..., 27 ans, charretier, fut apporté à l'hôpital Saint-Antoine le 16 avril 1868. Il venait d'éprouver l'accident qui suit : Conduisant une de ces lourdes voitures destinées à transporter les bois d'échafaudage, il fut renversé au-devant de la roue. L'essieu de ces voitures est fort élevé et la charge placée, non sur la voiture, mais au-dessous d'elle. C... tomba en dedans de la roue et fut comprimé entre celle-ci et l'un des morceaux de bois. La partie supérieure et externe de la cuisse droite est fortement contusionnée; légères écorchures de la peau; douleur très-vive à la pression ; impossibilité de soulever le membre. Il est néanmoins aisé de constater que le squelette est intact. Le malade n'accuse pas d'autre point douloureux, et l'examen ne révèle aucune lésion du côté gauche.

Une amélioration rapide survint, et le malade se considérait comme bientôt guéri, lorsque le 25 avril, c'est-à-dire neuf jours après l'accident, il s'aperçut d'un léger gonflement à la face externe de la cuisse gauche, au niveau du grand trochanter. Ce ne fut que le 30 qu'il appela notre attention sur ce point, le gonflement augmentant chaque jour. La tumeur avait alors l'étendue de la main; elle était peu saillante, sans changement appréciable de couleur à la peau, fluctuante et indolente. Le palper donnait la sensation d'une poche demi-pleine, le tremblottement caractéristique de ces sortes de lésions.

M. Tillaux pratiqua immédiatement sur le point le plus déclive, avec un trocart à hydrocèle, une ponction simple qui donna issue à 100 grammes environ de sérosité très-légèrement sanguinolente. Le liquide se reproduisit un peu les jours suivants, mais ne tarda pas à disparaître complétement, et le malade partit guéri pour Vincennes le 17 mai.

Après avoir montré ce qu'avait d'anormal l'apparition tardive de l'épanchement, M. Tillaux continuait en ces termes :

« Je pense que les capillaires subissent une
« rupture semblable à celle d'une artère qu'on
« étire; que leur calibre est en conséquence di-
« minué assez pour ne plus laisser passer de
« sang que la partie la plus fluide, la sérosité,
« et retenir les globules. Quoi qu'il en soit de la
« théorie, le fait existe et donne lieu à des symp-
« tômes constamment les mêmes qui permettent
« de toujours facilement diagnostiquer cette va-
« riété de contusion. »

Faute d'une autre théorie à lui substituer, je me range complétement à l'opinion de M. Tillaux ; il me semble probable, en effet, que dans la distension que ne peuvent manquer d'éprouver les vaisseaux et surtout les capillaires, il se forme alors des ruptures, un étirement, une élongation dont le résultat est la sortie, la transsudation de la partie séreuse du sang. Avec cette théorie, ou avec cette hypothèse, si on le préfère, on explique parfaitement la présence,

dans la collection, de globules rouges plus ou
moins décolorés et de globules blancs en plus
ou moins grande quantité.

Chapitre IV. — Symptômes.

Les symptômes de l'épanchement traumatique
de sérosité ressemblent, pour quelques-uns du
moins, à ceux de l'épanchement sanguin; ils
en diffèrent cependant en quelques points impor-
tants sur lesquels j'aurai soin d'insister, et dans
ce chapitre même, et plus tard, lorsque je m'occuperai du diagnostic.

Mais, on peut le dire, c'est Morel-Lavallée qui
le premier a bien fait sentir cette différence,
ainsi qu'on peut en juger par les deux observations suivantes que je lui emprunte, et qu'il a
consignées dans le mémoire que j'ai déjà si souvent eu l'occasion de citer.

Obs. XV. — *Epanchement à la région lombaire produit par une roue de voiture. — Ondulation. —
Tremblottement. — Incision; ponction. — Guérison.*

Le 4 novembre 1848, M. X... saute en bas d'une
diligence sur la route. Dans quelle attitude? A-t-il
touché le sol? De quelle façon? A-t-il été saisi par
les roues? C'est ce qu'il ne saurait préciser.

« A la région lombaire, au milieu de cette région,
quoique cependant un peu plus à droite qu'à gauche,
existait une tumeur du volume d'un œuf de dinde,
sensiblement aplatie, sans changement de couleur à
la peau, dont l'épiderme offrait seulement des éraill-
lures; elle était molle au point qu'on en amenait facilement le sommet en contact avec sa base; elle était

fluctuante, non pas seulement dans le sens habituel du mot ; elle ne transmettait pas seulement la pression d'un point à un autre, mais elle était littéralement fluctuante ; une légère percussion, un mouvement du malade y déterminaient une véritable ondulation. Sous le doigt, pas de sensation d'écrasement, et à l'entour, un bourrelet à peine marqué. Du reste, ainsi que toute la région, la tumeur était le siége d'une douleur assez vive. »

Diagnostic. — Epanchement de sang.

7 *novembre.* — Tumeur du volume d'une tête de fœtus, douloureuse. La suppuration paraît imminente. Incision ; issue de *sérosité.* Il resta un bourrelet à peine marqué. — Liquide, 1 litre. Il contient de l'albumine, des globules de sang et de la graisse.

10 *novembre.* — Réapparition de la tumeur. — Ponction.

20 *novembre.* — Le liquide réapparaît de nouveau. — Ponction. — Compression.

16 *décembre.* — La guérison a lieu ; c'est le 44e jour après l'accident.

C'est là, on peut le dire, la première observation qui décrit complétement et avec le plus grand soin l'épanchement primitif de sérosité à la suite d'une contusion. Tous les caractères y sont notés ; l'*ondulation* surtout, ce symptôme important, y est bien indiquée.

OBS. XVI. — *Epanchement produit par une roue de voiture. — Ponction. — Guérison.*

Bouteloup tombe de sa voiture à la renverse sur un trottoir ; il ressent à l'instant même une vive douleur à la cuisse droite. Ensuite, une roue lui aurait passé sur la cuisse ou l'aurait violemment froissé en le serrant contre le bord du trottoir, et, quand on vint à son secours, on le retira de dessous sa voiture. Le lendemain, sur la partie contuse de la cuisse, se dessina une ecchymose représentant une bande oblique de haut en bas et de dedans en dehors, d'une étendue transversale de trois doigts, et qui semblait, par sa direction, figurer le trajet de la roue, comme elle en avait la largeur.

Le 2e *jour*, c'est-à-dire le 28 mars, il entre chez M. Velpeau, n° 37, salle Sainte-Vierge.

Le 5e ou 6e *jour*, on s'aperçut qu'une tumeur commençait à se développer. — Repos. — Application de compresses imbibées d'eau blanche.

20e *jour*. — Au-dessous de l'arcade crurale droite, est une tumeur aplatie, qui s'étend au-devant de la cuisse dans une hauteur égale à trois fois la largeur de la main, et qui occupe plus de la moitié de la circonférence du membre. Dans les mouvements, elle *flotte* et *tremble* à l'œil. — Fluctuation. La poche était incomplétement remplie. Dans les changements de position du membre, un flot se portait dans les points les plus déclives et frappait le doigt à la manière de ce qu'on appelle en physique le *marteau d'eau*. Les bords sont durs, inégaux, douloureux. La cavité de la poche, la facilité avec laquelle on y forme un pli, indiquent que la collection est sous-cutanée; d'un autre côté, le relief plus sensible des faisceaux contractés du triceps, et la lacune qu'ils semblent offrir, montrent qu'elle a dépassé l'aponévrose. L'ecchymose ne s'étendait pas au delà de la tumeur. — Pas de transparence. Pas de bourrelet périphérique.

Ponction : issue de 200 grammes de sérosité.

22e *jour*. — Réapparition d'un peu de liquide.

30e *jour*. — Réapparition un peu plus marquée. — Vésicatoire.

39e *jour*, 19e *de l'opération*. — Résorption très-avancée. Le malade demande à sortir.

Abordons maintenant l'étude clinique des *symptômes*. Ils sont *physiologiques* et *physiques*. Dans les *premiers*, je rangerai la *douleur* et la *gêne* produite par la tumeur ; dans les *seconds*, je rangerai la *tumeur* elle-même, avec ses caractères propres d'*ondulation*, de *flottement*, de *tremblottement* et de *fluctuation*.

La *douleur* n'est pas un phénomène constant. Généralement vive au début, alors que le malade se trouve encore sous le coup de l'ébranlement produit par le corps contondant, elle peut disparaître rapidement et ne plus se faire sentir ; d'autres fois, elle persiste, moins vive, pendant plusieurs jours. Quelquefois la tumeur est indolente et ne gêne aucunement les malades ; mais parfois aussi, la douleur peu vive ou nulle au début peut se montrer et s'exaspérer plus tard ; c'est alors surtout qu'il se forme quelque complication, par exemple, lorsque l'inflammation s'empare de la poche.

La *gêne* qu'éprouvent les malades est aussi très-variable ; elle tient surtout au siége et au volume de l'épanchement. Au membre thoracique, les mouvements sont généralement peu empêchés ; au membre inférieur, au contraire, là où la tumeur est souvent assez considérable et dans le voisinage de l'articulation de la hanche, il n'est pas rare de noter une gêne assez considérable qui empêcherait les malades de marcher, si d'ailleurs le chirurgien, dans leur intérêt, ne leur conseillait le repos à peu près absolu.

Si l'épanchement est considérable, chacun de

ces phénomènes a une plus grande intensité; cependant le plus souvent, la santé générale n'éprouve aucune perturbation sensible; mais si l'inflammation s'empare du foyer (voir l'Obs. XVII, rapp. ci-après), la douleur devient d'abord intense, s'exaspère facilement par la pression; la peau devient rouge dans toute la tumeur; elle se tuméfie et est le siége d'une chaleur considérable; en un mot, la tumeur revêt tous les caractères du phlegmon. Cette complication rare survient ordinairement assez tôt, lorsqu'elle est le résultat de la violence de la contusion, mais elle varie dans l'époque de son apparition quand elle est produite par quelque imprudence du malade ou quelque autre accident. Si dans les cas où la peau a été frappée de mortification en certains points, le travail d'élimination des escharres est le signal de l'inflammation phlegmoneuse, c'est alors du dixième au quinzième jour qu'on la voit survenir.

Dans ces cas, si l'art ne parvient pas à arrêter les progrès de la phlegmasie, un abcès succède à la collection séreuse; alors, le pus est assez souvent de mauvaise nature, et le malade peut périr épuisé par la seule abondance de la suppuration.

Obs. XVII.—*Epanchement produit par une chute dans un escalier. — Ponction. Suppuration. — Mort.* (Observation consignée par Morel-Lavallée).

Le 22 *octobre* 1850, entre un homme de 60 ans, à l'hôpital de la Charité, salle Saint-Jean, lit 21. Le malade a fait une chute dans un escalier; il a roulé du

3ᵐᵉ au 2ᵐᵉ étage. La chute a porté sur le côté droit du bassin et sur la partie correspondante de la cuisse. Le *lendemain* apparaît une tumeur dans la région où a porté la chute.

Le 7ᵉ *jour*, il entre dans le service de Gerdy suppléé par Morel-Lavallée.

8ᵉ *jour*. — Tumeur considérable ; elle occupe la région trochantérienne sur une hauteur de 25 cent. et sur une largeur de 19 cent ; elle est de forme elliptique, mal circonscrite à l'œil supérieurement où elle se confond insensiblement avec les parties saines ; elle se renfle davantage intérieurement. Elle est entourée à sa base par un bourrelet très-prononcé et n'offre pas de changement de couleur à la peau ; elle est très-molle, *fluctuante*. A l'œil, on suit, pour ainsi dire, le flux et le reflux.

12ᵉ *jour*. — Ponction. — Issue de 550 grammes de sérosité.

18ᵉ *jour*. — Nouveau liquide malgré la compression d'un vésicatoire. — 2ᵉ ponction. — 150 grammes de sérosité colorée, un peu gluante, plus albumineuse. — Compression.

En 6 jours, réapparition d'une nouvelle quantité de liquide.

24ᵉ *jour*. — 3ᵉ ponction, 2ᵉ vésicatoire.

29ᵉ *jour*. — 4ᵉ ponction. Pus. — Mèche. — Injection de décoction de quinquina.

45ᵉ *jour*. — M. Gerdy promène le fer rouge sur le fond de la poche.

47ᵉ *jour*. — Subdélire. — Mort dans la prostration.

Autopsie. — Aucune trace de sang dans les environs du foyer, le bourrelet périphérique a disparu. Pas de phlébite ni d'abcès métastatique.

Si nous résumons cette observation, nous voyons un épanchement traumatique de sérosité, produit par une pression ou un choc oblique. Là, le flottement est visible; il n'y a pas de crépitation, ni de coagulum. La ponction donne issue à de la sérosité transparente qui devient plus rouge, plus gluante. Le bourrelet périphérique se dessine, l'inflammation s'empare de la poche; l'état général s'aggrave et le malade meurt. C'est là un des cas rares où la mort est notée; elle est causée, non par l'épanchement lui-même, mais par l'inflammation qui vient le compliquer.

Passons maintenant à l'exposé des *symptômes physiques*.

Lorsque l'on examine la région où s'est produit l'épanchement, on trouve une tumeur plus ou moins volumineuse, recouverte par une peau généralement normale. Quelquefois cependant, elle présente des traces manifestes de contusion; et une ecchymose noirâtre ou brunâtre, des éraillures superficielles décèlent le passage du corps contondant. La tumeur avec ses caractères constitue le symptôme le plus important de l'épanchement. Cette tumeur est de volume variable; généralement du volume d'un œuf ou du poing, contenant 250 à 500 grammes de liquide, elle peut prendre des dimensions considérables, acquérir le volume d'une tête de fœtus, et renfermer jusqu'à un litre de sérosité. Sa *forme* est globuleuse et oblongue; elle fait sous la peau une saillie plus ou moins considérable. Quelquefois, au début, la tumeur est vague, peu apparente; elle est aplatie, mais la poche se remplit peu à peu et vient proéminer à l'extérieur. Quelquefois et même assez souvent, il ne se produit pas assez de liquide pour remplir la cavité creusée par le décollement de la peau, et c'est ce qui explique facilement les caractères que l'on peut alors trouver par un examen attentif; je veux parler de l'*ondulation*, du *tremblottement* et de la *fluctuation*.

Lorsque le malade est au repos et que l'on examine la tumeur en se plaçant sur les côtés de la région affectée, on constate une sorte de *flottement* ou de *tremblottement* manifestes à l'œil. Ces signes peuvent manquer, alors surtout que la poche est remplie, mais si l'on vient à souffler sur la tumeur, il est rare que l'on ne donne pas lieu à un autre phénomène qui a de l'importance pour le diagnostic, c'est l'*ondulation du liquide*. Cette ondulation est également produite, et peut-être même plus facilement encore, lorsque l'on se contente de percuter légèrement la tumeur avec un ou plusieurs doigts.

Un autre phénomène que l'on doit aussi chercher, comme dans toutes les tumeurs liquides, c'est la *fluctuation*. Pour cela, il faut tendre la peau qui recouvre l'épanchement et percuter légèrement d'un côté, de façon à transmettre le choc vers la partie opposée. Une collection séreuse présente un caractère qui lui est à peu près spécial : c'est la *transparence;* ce serait là un moyen puissant de diagnostic, si elle était facilement appréciable; mais il n'en est pas ainsi, et le plus souvent l'examen fait dans ce sens ne donne que des résultats négatifs.

Il me reste encore, pour finir cette série de symptômes, de noter le *bourrelet périphérique* qui limite l'épanchement. Ce bourrelet n'est pas constant, ou du moins il est assez souvent incomplet : il donne au doigt une sensation de résistance assez difficile à décrire, mais ne ressemblant en rien à cette sensation de crépitation ou d'écrasement que produisent les caillots dans l'épanchement sanguin.

Chapitre V. — Diagnostic.

Le diagnostic repose naturellement sur l'examen attentif des symptômes et des circonstances qui ont précédé l'apparition de la tumeur. On tiendra compte de la cause de l'accident ; on se souviendra que la tumeur est produite par un choc ou une pression obliques, et que le passage d'une roue de voiture réunit souvent ces conditions.

La forme étalée de la tumeur, sa replétion incomplète et surtout les phénomènes qu'elle présente, le *flottement*, l'*ondulation*, le *tremblottement à l'œil* et *au toucher*, le *bourrelet périphérique*, voilà les données du diagnostic. Elles sont bien indiquées dans l'observation suivante qui m'est communiquée par mon collègue et ami Quinquaud.

Obs. XVIII. — *Epanchement à la partie externe de la cuisse produit par une roue de voiture. — Tuméfaction molle. — Ondulation. — Tremblottement. — Sensation de flot, etc.*

Le nommé X..., commissionnaire, âgé de 38 ans, est entré en janvier 1865 dans le service de Morel-

Lavallée, à l'hôpital Beaujon. Ce malade raconte qu'il y a cinq jours, il a été renversé par une voiture dans l'avenue des Champs-Elysées : la roue a pressé obliquement du grand trochanter droit à la partie inférieure de la cuisse du même côté. Deux jours après, au dire du malade, il s'est aperçu d'une légère tuméfaction vers la région trochantérienne, avec une douleur vive qui occasionna chez lui un peu de claudication.

Aujourd'hui, on constate ce qui suit : tuméfaction molle, aplatie, occupant la partie externe et supérieure de la cuisse droite ; quand on la touche avec le doigt, on voit qu'elle flotte et tremble à la vue. M. Morel-Lavallée nous fait remarquer que dans les cas où l'épanchement est superficiel, si l'on vient à souffler sur la tumeur, on produit des ondulations, c'est ce qui a lieu pour ce cas particulier. Par la *percussion*, l'on détermine très-bien la sensation de flot. Si l'on presse avec les mains sur les contours de la tuméfaction, de manière à rassembler le liquide, on sent la fluctuation. Par la *palpation*, on n'a aucune sensation de caillots. A la base de cette tumeur, aucune induration.

Le malade assure que les deux premiers jours, il n'a ressenti aucune douleur ; ce n'est que le troisième que les douleurs ont commencé et ont été toujours en augmentant.

M. Morel-Lavallée pratique une ponction ; le liquide est un peu citrin : on en retire 1,300 grammes ; bien qu'à l'œil il soit assez limpide, cependant, après l'avoir laissé déposer, on trouve au fond du vase une matière un peu brunâtre, en petite quantité il est vrai, où le microscope retrouve bon nombre de granulations graisseuses, quelques leucocytes et des hématies plus ou moins altérés avec des groupes de matière pigmentaire granuleuse.

Cette observation est pour ainsi dire type : tous les caractères ont été observés et décrits avec soin : nous regrettons seulement qu'il ne soit pas question de la marche de la maladie, ainsi que de la guérison plus ou moins tardive du malade.

A la suite de cette observation, je vais en consigner une que j'emprunte au mémoire de Morel-Lavallée, et qui est due à M. Huguier.

Obs. XIX. — *Epanchement produit par une roue de voiture. — Ponction. — Compression. — Guérison.* (M. Huguier.)

Le 9 octobre 1851, le malade, âgé de 34 ans, a été renversé par une voiture ; la roue lui a passé successivement de haut en bas, obliquement sur le flanc gauche, la crête pubienne, le pli de l'aine et le tiers inférieur de la cuisse droite. — Ecchymose qui augmente les jours suivants. Au-dessous du ligament de Fallope, il se développe une tumeur molle fluctuante à son centre ; cette tumeur s'élève, s'arrondit. Le 25 octobre, elle a le volume d'un gros œuf. — Ponction qui donne issue presque à un litre de *sérosité transparente.*

Au bout de huit jours, réapparition de la tumeur.

3 novembre, incision, compression. — 1er décembre, guérison.

Cette observation est peut-être moins probante que les observations XV, XVI, XVII, rapportées précédemment et recueillies avec beaucoup de soin par Morel-Lavallée ; les caractères y sont indiqués plus sommairement ; aussi, dans la discussion qui s'est élevée à la société de chirurgie, en 1856, à la suite du mémoire de

M. Voillemier sur les épanchements sanguins, ce chirurgien a reproché à Morel-Lavallée de voir avec trop de complaisance des épanchements de sérosité, et prenant précisément à partie l'observation de M. Huguier, il la considéra comme un exemple non douteux d'épanchement sanguin avec résorption subséquente des éléments colorants. Je n'irai pas aussi loin que M. Voillemier; je pense qu'il s'agit bien là d'un épanchement traumatique de sérosité; la cause et même cette ponction tardive incriminée par le chirurgien, et donnant issue à un litre de sérosité dans une tumeur formant un relief peu considérable, militent en faveur de l'opinion que soutint Morel-Lavallée.

Je viens d'insister sur les données du diagnostic; il est cependant un certain nombre d'affections d'avec lesquelles on doit séparer l'épanchement de sérosité. Ainsi il faut faire le diagnostic avec l'épanchement du sang, avec l'épanchement purulent et quelquefois, suivant la région, avec d'autres tumeurs, par exemple un anévrisme ou une adénite suppurée.

Différencier un épanchement sanguin d'un épanchement traumatique de sérosité ne me semble pas chose difficile, dans la majorité des cas, et tout d'abord, je dirai que le mécanisme de la production est tout différent. Dans l'épanchement sanguin, le liquide sortant des vaisseaux rompus écarte les fibres du tissu cellulaire et se creuse ainsi, à mesure qu'il s'épanche, une cavité qui se trouve toujours nécessairement pleine. Dans l'*épanchement séreux*, au contraire, la cavité est produite de prime abord par l'action de la cause vulnérante, et ce n'est que plus tard qu'elle reçoit le liquide épanché, de sorte que pendant un certain temps, elle doit nécessairement n'être pas remplie. M. Broca (*Bulletin de la ociété de chirurgie*, t. VII, p. 40 et suiv.) n'admet pas cette distinction des épanchements sanguins et des épanchements séreux; il admet seulement deux mécanismes différents. Pour lui, dans une première espèce, il se forme de prime abord un épanchement de sang qui remplit la cavité et peut plus tard se mêler à de la sérosité. Dans la deuxième espèce, la violence, en décollant la peau, produit une cavité dans laquelle s'épanche immédiatement une quantité de sang trop faible pour la remplir; puis, plus tard, survient une sécrétion de sérosité qui la remplit; mais le point de départ a toujours été un épanchement de sang. Je ne m'arrêterai pas à discuter longuement cette théorie; je me contenterai de poser ces deux questions : Pourquoi, dans ces cas, les ponctions immédiates donnent-elles issue à de la sérosité? Pourquoi ne retrouve-t-on pas plus tard de caillots sanguins? Pour moi, l'épanchement primitif de sérosité ne peut être nié, et de plus, il se distinguera facilement de l'épanchement sanguin par des caractères qui lui sont propres. L'*ondulation*, le *tremblottement* lui appartiennent à lui seul; de plus, le *bourrelet* périphérique qui le limite est tout différent de celui qui s'observe autour de l'épanchement sanguin. Le premier donne au doigt une sensation d'induration, tandis que le second produit ce signe caractéristique, cette crépitation à laquelle on donne le nom de sanguine, parce qu'elle tient à l'écrasement des parties fibrineuses du sang opéré par la pression des doigts. Le diagnostic en est donc facile. Telle n'est cependant pas l'opinion de M. Jalabert (Thèse de Paris, 1860). « Certes, dit-il, nous nous garderions bien, en présence des phénomènes indiqués dans le mémoire de Morel comme caractérisant une collection séreuse primitive, de diagnostiquer autre chose qu'un épanchement sanguin. Nous craindrions d'être désappointé, comme le fut M. Verneuil dans un fait de ce genre que nous croyons devoir rapporter ici. Cet habile chirurgien raconte que, se trouvant à Fontainebleau, quelque temps après la publication du mémoire de Morel-Lavallée, et tout imbu encore de cette lecture, il eut occasion de voir, avec un de ses amis, praticien distingué de la ville, une vieille femme employée au château, laquelle, à la suite d'une contusion reçue à la partie externe de la cuisse, y portait un épanchement considérable. Le confrère, croyant à un pur et simple épanchement de sang, voulait ouvrir la tumeur, mais M. Verneuil, trouvant là tous les caractères d'un *épanchement traumatique de sérosité*, voulut le traiter comme tel et repoussa l'incision. Cependant, un peu plus tard, un avis contraire ayant prévalu, la tumeur fut ouverte, et, dit M. Verneuil, je fus bien un peu désappointé en voyant sortir par l'incision une forte quantité de liquide ayant la plus grande ressemblance avec de la lie de vin, assez épaisse et foncée en couleur, tenant en suspension bon nombre de flocons d'un blanc sale, irréguliers, friables, analogues à de l'albumine coagulée. J'en fus quitte, ajoute avec esprit M. Verneuil, pour mes frais de diagnostic raffiné; car je n'essayai pas de démontrer à mon ami la nature séreuse de la bouillie floconneuse que nous avions sous les yeux. »

Ces idées sont-elles toujours celles de M. Verneuil? Je ne le pense pas, car à présent il ne considère plus ce diagnostic comme raffiné; il croit, au contraire, que différencier les deux épanchements est chose possible, si je m'en rapporte du moins à la note suivante qu'a bien voulu me communiquer mon excellent collègue M. Nepveu, interne de M. Verneuil.

OBS. XX. — *Épanchement traumatique de sérosité à la face interne de la jambe.* — *Vésicatoires.* — *Compression.* — *Guérison.*

Mat..., 32 ans, camionneur. Salle Saint-Augustin, n° 12, — 1869.

Deux mois avant son entrée dans le service, un camion vide lui passe sur la jambe droite, vers la partie moyenne. — Tuméfaction assez considérable le jour même, puis ecchymose noirâtre le lendemain. La tuméfaction augmente de volume le lendemain de l'accident. Le malade applique de l'eau blanche et continue à marcher, mais à grand'peine. — Au bout de huit jours, il ressent de nouveau quelques douleurs, puis bientôt elles disparaissent. — Depuis ce moment, aucune douleur, aucune souffrance.

Au moment de son entrée, il porte sur la face interne du tibia une collection d'environ 18 centimètres de long, sur 5-6 de large en haut et 8-10 en bas. Elle est très-fluctuante. Quand on la touche en un

point, une ondulation du liquide se produit dans toute
l'étendue : dans la partie supérieure, elle est complétement indolente; en bas, au contraire, la tumeur,
un peu douloureuse, fait singulier, s'accroît, mais par
en haut. En bas se trouve une espèce de bourrelet assez
dur qui semble faire obstacle à la progression du
liquide en ce sens, si bien même que cette barrière se
trouve dépassée latéralement et que la tumeur liquide
empiète un peu sur les jumeaux.

On arrive facilement, en déprimant la tumeur
liquide, qui a peu d'épaisseur, sur le tibia qui est irré-
gulier, parsemé d'ostéophytes.

M. Verneuil se prononce, *sans la moindre hésita-
tion possible*, pour un épanchement de sérosité. Il
fait immédiatement appliquer un vésicatoire. L'épanchement diminue peu ; ce n'est que vers le sixième
vésicatoire et en employant en même temps la compression, qu'on peut venir à bout de ce vaste décollement.

Je ne m'arrêterai pas longtemps à faire le diagnostic avec l'épanchement purulent; là, rien ne
se ressemble; le mécanisme, les antécédents, les
circonstances concomitantes, tout est différent;
tout au plus pourrait-on hésiter, si l'on considérait la tumeur en elle-même, et encore l'épanchement purulent ne présente-t-il jamais les
phénomènes d'ondulation et de tromblottement
sur lesquels j'ai tant insisté jusques à présent.

Suivant la région qu'occupe l'épanchement,
on peut avoir à faire un diagnostic différentiel :
d'une manière générale, il est toujours facile de
mettre de côté une tumeur solide; restent donc
les tumeurs liquides, et c'est à l'aine surtout que
le diagnostic pourra présenter quelques diffi-

cultés. Ainsi l'épanchement bien circonscrit pourrait être pris, par suite de son siége sur le trajet d'une artère et des pulsations qu'il présenterait, pour un anévrisme faux primitif ou consécutif à une maladie de l'artère ; avec un peu d'attention, on remarquera que dans les cas d'épanchement de sérosité, la tumeur ne présentera pas de mouvement d'expansion dans sa totalité, mais un simple mouvement de soulèvement à chaque battement du cœur; de plus, par la palpation, on ne percevra pas le frémissement particulier que l'on ressent en appliquant la main sur un anévrisme. Enfin, si on comprime l'artère au-dessus de la tumeur, celle-ci ne disparaîtra pas ni ne diminuera d'une manière sensible.

Je pourrais faire le diagnostic avec un abcès froid, une adénite suppurée, etc. ; mais les différences sont tellement grandes, tellement palpables, que je crois vraiment inutile de m'y arrêter. Un examen attentif, consciencieusement fait, suffira généralement au chirurgien pour asseoir un diagnostic à peu près certain.

Chapitre VI. — Marche et durée.

La marche de l'épanchement traumatique de sérosité est ordinairement lente. La poche est formée primitivement sous l'influence même du corps contondant, mais la tumeur peut n'apparaître que plus tard. Généralement, peu de temps après l'accident, on peut constater la présence d'une quantité plus ou moins considérable de liquide qui va le plus souvent en augmentant jusqu'à ce qu'elle remplisse la poche à peu près complétement ; cependant quelquefois la présence du liquide n'a été constatée que tardivement; ainsi dans l'observation VI, nous voyons que le malade ne s'aperçoit d'une tuméfaction au-dessus du jarret qu'au bout du deuxième mois; dans l'observation XIII, le gonflement se manifeste seulement le neuvième jour, et ce n'est que le quatorzième jour que l'on constate la présence de l'épanchement avec ses caractères habituels.

Une fois l'épanchement formé, produit, qu'arrive-t-il? Que peut-il arriver? Trois choses : ou l'épanchement reste stationnaire, ou il se résorbe, ou la poche s'enflamme. *L'épanchement peut rester* stationnaire, pendant des mois et peut-être des années; c'est le cas le plus rare cependant et qu'on peut expliquer en disant que le sérum n'exerce que peu ou point d'action malfaisante sur le tissu cellulaire. Plus souvent *l'épanchement tend à disparaître*, lentement il est vrai, lorsque surtout il est abandonné à lui-même. D'autres fois *il se déclare des accidents phlegmasiques* (voir l'obs. XXI, rapportée ci-dessous) dont la terminaison ne peut avoir rien de fixe, et dont la mort peut même être la conséquence. (Obs. V.)

Obs. XXI. — *Épanchement au mollet produit par une roue de cabriolet. — Incision. — Inflammation et suppuration de la poche. — Guérison.*

Il s'agit, dans cette observation, d'un épanchement au mollet, à la suite du passage d'une roue de cabriolet sur cette partie. Pelletan, du livre duquel je tire cette relation, ne donne pas d'indication précise, ni sur le siége, ni sur le volume de la tumeur. Le sep-

tième jour, il fait une incision d'où il sort une cho-
pine de sang fluide. La poche s'enflamme, suppure,
mais la guérison a lieu 28 jours après l'ouverture du
foyer, 35 après l'accident. (Pellelan, tome II, p. 168.)

J'ai cru devoir consigner ici cette observation ;
je ne me dissimule pas que la phlegmasie doit
être rapportée à l'incision plutôt qu'à l'irritation
produite par le liquide, ou par la violence extérieure ; il en est de même pour le malade qui
fait le sujet de l'observation XVII, et qui fut pris
de tels accidents que la mort en fut la conséquence. Je ne sache pas qu'il existe d'observation
où l'inflammation se soit emparée de la poche
avant que l'on ait essayé d'évacuer le liquide soit
par une incision soit par une ponction. On com-
prend cependant que cette complication puisse
se produire, quoique l'on n'ait pas fait l'ouverture du foyer. La violence de la contusion suf-
firait parfaitement pour expliquer ce fait.

Vient-on à vider ces épanchements séreux, il
est à remarquer que la cavité se remplit bientôt
de nouveau chez la plupart des individus, à
moins que la collection ne soit encore récente.
Ainsi (obs. XV), la tumeur incisée réapparaît
trois jours après ; (obs. XVI), la tumeur ponc-
tionnée réapparaît le deuxième jour ; une autre
fois, on a fait quatre ponctions successives avec
injection (obs. XVII). La reproduction du liquide est donc la règle ; voilà pourquoi la durée
de la maladie n'a rien de bien fixe, mais est toujours assez longue. Un ou plusieurs mois sont
souvent nécessaires au chirurgien et à l'organisme pour triompher de la maladie.

Chapitre **VII**. — **Pronostic**.

D'une manière générale, le pronostic n'est pas grave ; les accidents sont généralement assez bénins ; l'inflammation, à la suite de la contusion, de la ponction ou de l'incision, est le plus à craindre, et l'on peut voir que dans deux de nos observations, elle a été jusqu'à entraîner la mort. (Obs. V, XVII.)

Chapitre **VIII**. — **Traitement**.

Je ne m'arrêterai pas longtemps au traitement, non pas que je lui refuse une valeur qu'on ne peut nier ; mais je crois qu'il me suffit de donner les indications et de signaler rapidement les moyens thérapeutiques. Pour le faire, je m'appuierai d'ailleurs sur les observations que je rapporte dans le cours de ce travail, et du traitement desquelles je résume brièvement les résultats :

1° La *compression* seule, ou du moins combinée avec le repos, nous donne une guérison en douze jours. (Voir l'obs. XXII rapportée ci-après.)

2° Le *repos* et les *résolutifs* nous donnent deux guérisons, l'une au bout de trente-huit jours, l'autre au bout d'un mois environ. (Obs. XII et XIII.)

3° La *ponction* seule donne trois guérisons ; dans deux cas, une seule ponction suffit ; dans le troisième cas, deux ponctions sont nécessaires. Le temps au bout duquel a lieu la guérison n'est indiqué que dans une seule observation :

elle se fait au bout de trente jours (Obs. X, XIII, XVII).

4° La *ponction avec compression* donne une guérison. (Obs. VIII.)

5° La *ponction avec vésicatoire* donne également ment une guérison au bout du trente-neuvième jour. (Obs. XVI).

6° La *ponction avec injection* donne deux gaérisons et une mort. Dans le cas où la terminaison a été fatale, quatre ponctions simples avaient été pratiquées; l'on fit alors une injection avec une décoction de quinquina, mais le malade mourut le quarante-septième jour dans la prostration. (Obs. XVII.) Dans l'obs. XXIII que je rapporterai bientôt, une ponction avec injection iodée amène la guérison au bout de vingt-huit jours. Quant au malade qui fait le sujet de l'obs. IX, traité en vain par des ponctions successives, il est rapidement guéri par une dernière ponction avec injection iodée.

7° L'*incision seule* donne trois guérisons et une mort. Dans un des cas, la guérison a lieu au bout de six semaines (obs. II); dans un autre cas, la suppuration s'empare de la poche : cependant la guérison a lieu le trente-cinquième jour. (Obs. XXI.) Dans le cas où la mort a eu lieu, elle a été causée au vingt-unième jour par la violence de la suppuration. (Obs. V.)

8° L'*incision suivie de la compression* donne deux guérisons, une au bout de quelques jours, l'autre assez tardive. (Obs. III, IV.)

9° L'*incision, la ponction, la mèche et la compression* donnent deux succès; dans un cas la guérison a lieu le quarante-quatrième jour; dans l'autre, elle ne se fait que le cinquantième jour. (Obs. XV, VIII.)

10° Enfin, *l'incision, la ponction et les vésicatoires* offrent un cas de guérison au bout de cinquante jours. (Obs. VI.)

Quelles indications tirer de ces résultats ? On sait que, livré aux seuls efforts de la nature, l'épanchement a peu de tendance à la guérison ; le chirurgien doit donc intervenir. Deux indications principales sont à remplir :

I. *Supprimer le liquide.*

II. *Supprimer la poche.*

Pour la *suppression* du liquide, deux moyens se présentent naturellement, la *ponction* et l'*incision*. La *compression* cependant, aidant la nature peut amener la résorption du liquide; aussi ne doit-on pas la négliger, ainsi que le prouve l'observation suivante que j'ai pu recueillir dans le service de mon maître, M. Tillaux, à l'hôpital Saint-Antoine.

Obs. XXII. — *Épanchement de sérosité à la partie externe de la jambe. — Repos. — Compression. — Guérison.*

Ray....., 39 ans, chiffonnier, entre à l'hôpital Saint-Antoine, salle Saint-Barnabé (service de M. Tillaux) le 27 juillet 1869.

Sur la partie externe de la jambe droite du malade est passée une roue de voiture assez fortement chargée. Il se releva assez souffrant, garda le lit plusieurs jours et finalement recommença ses occupations. Cependant, il n'avait pas repris complétement l'usage de son membre, et il s'aperçut, vingt jours environ après l'accident, qu'il était plus volumineux que celui du côté opposé ; en marchant il sentait comme un *ballottement* dans la jambe : il avait la *sensation produite par un flot de liquide déplacé.*

Deux jours plus tard, le 27 juillet, il se présente à la consultation, et on l'admet à la salle Saint-Barnabé. On constate alors qu'à la partie externe de la jambe droite, la peau est décollée dans une assez grande étendue ; commençant un peu au-dessous du genou, le décollement va jusque vers le tiers inférieur de la jambe ; il présente en hauteur 22-25 cent. et en largeur 8-10 cent. Il est limité à peu près par la crête du tibia. A la *palpation* on a manifestement la *sensation d'un liquide flottant dans une poche non remplie ;* si on *frappe* sur la tumeur, on la fait *onduler* d'une manière très-visible. D'ailleurs on peut facilement refouler le liquide, et si on dit au malade de se lever, on voit aussitôt le liquide faire saillie à la partie la plus déclive.

On conseille le repos au malade pendant quelques jours ; on ne trouve aucune amélioration, M. Tillaux ordonne alors une *compression méthodiquement faite.* Au bout de 12 jours, on enlève le bandage ; le liquide a disparu ; le recollement de la poche est à peu près complet, et le malade est envoyé à Vincennes le 14 août.

Ici donc la *compression* seule, sans autre adjuvant que le repos a guéri le malade ; aussi ne doit-on jamais la négliger. J'en dirai autant des médicaments résolutifs, tels que l'extrait de saturne, tels même que le vésicatoire ; il est bon d'être fixé sur leurs effets avant d'avoir recours à la *ponction* ou à l'*incision.* De ces deux moyens thérapeutiques, lequel doit-on employer ? La *ponction* me semble préférable; le chirurgien doit en effet redouter le plus possible le contact de l'air : il doit éviter la suppuration : or, mieux que l'incision, la ponction présente des garanties contre ces accidents. Inutile d'ajouter que si l'inflammation s'était emparée de la poche, ce n'est plus à la ponction, mais bien à l'incision qu'il faudrait avoir recours.

Par la ponction seule, la guérison n'a généralement pas lieu : c'est qu'il faut en effet satisfaire à la seconde indication que j'ai posée précédemment : *il faut supprimer la poche*. Obtenir une inflammation purement adhésive, non purulente, est le but qu'on doit se proposer ici. Comment y parvenir ? Plusieurs moyens s'offrent au chirurgien ; la *compression* qu'on devra toujours tenter, compression qu'on devra faire méthodiquement et avec soin pendant un temps assez prolongé ; les *vésicatoires volants*, qui paraissent n'avoir qu'une action très-limitée et dont on ne devra pas abuser ; la *mèche*, qui a donné quelques succès, et enfin l'*injection iodée*, qu'on ne devra jamais négliger et à laquelle il faudra toujours avoir recours alors que les autres moyens auront échoué.

Je crois la ponction suivie de l'injection iodée appelée à rendre de grands services dans les cas d'épanchements séreux ; jusqu'ici elle a été assez peu employée ; cependant l'observation IX due à M. Laugier est un bel exemple de l'efficacité de ce traitement ; là, en effet, nous voyons un épanchement séreux, vidé, sans résultat, par 3 ponctions successives, guérir rapidement par une 4me ponction, suivie d'injection iodée.

A l'appui de cette manière de voir, je vais encore rapporter une observation que j'ai recueillie à l'hôpital Saint-Antoine, dans le service de M. Tillaux.

Obs. XXIII. — *Epanchement traumatique de sérosité à la partie antérieure et supérieure de la cuisse produite par le manche d'une pioche. — Ponction simple d'abord ; ensuite ponction et injection iodée. — Compression. — Guérison.*

Fauvel, Jacques, journalier, âgé de 49 ans, entre à l'hôpital Saint-Antoine, salle Saint-Barnabé, lit n. 14, service de M. Tillaux, le 22 janvier 1869. Il y fut amené pour l'accident suivant : occupé dans une carrière à enlever des pierres avec une pioche, il lâcha tout d'un coup le manche de l'instrument qui vint le frapper violemment dans la région inguinale droite. Il ressentit sous le coup une violente douleur ; renversé par terre, on fut obligé de le reconduire à son domicile. Alors, dans la nuit, il vit enfler la partie supérieure de la cuisse, où il se forma bientôt une tumeur assez considérable. Entré le lendemain à l'hôpital, nous constatons les symptômes suivants :

22 janvier. — Tumeur du volume du poing au-dessous de l'arcade de Fallope. Elle mesure 6 cent. dans ses diamètres vertical et transversal. — A la vue, on constate un relief assez considérable ; à la palpation et à la percussion on détermine dans toute la masse une sorte d'ondulation, de tremblottement, signes caractéristiques d'une poche non complétement remplie de liquide. — La tumeur est limitée par un bourrelet, dur, résistant.

Les symptômes fonctionnels sont maintenant peu

accusés ; la douleur est peu vive, le pouls est normal : 72 pulsations. Comme traitement, on se borne à mettre sur la tumeur des compresses imbibées d'eau blanche.

31 *janvier*. — Pendant 8 jours, on a fait garder le repos au malade, et on se contente de maintenir sur la tumeur des compresses imbibées d'extrait de Saturne. Peu ou point d'amélioration. M. Tillaux fait alors avec un trocart à hydrocèle une ponction qui donne issue à 180 grammes de sérosité à peu près transparente. Le liquide analysé par M. Defresne, interne en pharmacie du service, paraît être de la sérosité du sang; il est chargé d'albumine, de chlorure de sodium, de sel de chaux. Aussitôt la ponction faite, on applique un spica de l'aine.

12 *février*. — L'épanchement s'est reproduit, un peu moins abondant cependant. Nouvelle ponction suivie d'une *injection iodée*. Compression.

20 *février*. — L'épanchement ne se reproduit pas; le recollement de la poche est à peu près complet. Le malade est envoyé à l'asile de Vincennes.

Cette observation, comme celle qui a été recueillie par M. Laugier, prouve certainement beaucoup en faveur de l'efficacité de la ponction suivie de l'injection iodée; c'est un moyen thérapeutique qu'il ne faut donc pas négliger; toutefois, comme il peut exposer à l'inflammation et par suite à la suppuration de la poche, on pourra d'abord tenter la ponction seule qui a quelquefois donné de très-bons résultats ainsi que j'ai déjà eu l'occasion de le dire, et ainsi que le prouve encore l'observation suivante que je dois à mon excellent ami, C. Chapot, externe des hôpitaux.

Cette observation a été recueillie à l'hôpital Saint-Antoine, dans le service de M. le docteur

Labbé, où j'ai pu suivre le malade pendant quelque temps.

OBS. XXIV. — *Epanchements séreux à la partie externe et supérieure de la cuisse droite et de la cuisse gauche.— Repos. — Ponction. — Guérison.*

Jouan, 37 ans, charretier, est entré le 10 décembre 1869 à l'hôpital Saint-Antoine, salle Saint-Christophe, service de M. Labbé. Cet homme conduisant une lourde voiture chargée de terre glaise, s'est laissé tomber et avant qu'il ait pu se relever, les roues de la voiture lui passaient sur les deux cuisses de gauche à droite. Il lui fut impossible de se relever; il fut alors transporté à l'hôpital.

11 *décembre*. — La cuisse gauche est fracturée au niveau de la partie moyenne. La jambe droite ne présente aucun phénomène apparent, autre que les traces d'une violente contusion.

12 *décembre*. — A la visite du matin, le malade attire l'attention du chirurgien sur la partie externe de sa cuisse droite qui est le siége d'une tumeur assez considérable. On constate, en effet, un décollement traumatique de la peau qui est un peu flasque, et qui recouvre un épanchement parfaitement délimité par un rebord saillant, dur, nullement crépitant. En appliquant les doigts sur cette tumeur, ou perçoit une fluctuation très-évidente; bien plus, en plaçant la paume de la main à la partie supérieure, et en appuyant légèrement sur la partie opposée avec la pulpe du doigt, on perçoit la sensation d'un choc ou d'une ondulation. Lorsque le malade remue le membre, on remarque un ballottement très-manifeste. La peau ne présente à ce niveau aucune couleur anormale ; seulement à la partie supérieure il existe une vaste ecchymose qui s'étend loin vers la partie postérieure du

tronc. Les dimensions de la poche sont assez considérables; elles sont en effet de 21 centimètres en hauteur et de 12 centimètres en largeur.

19 *décembre.* — Aucun traitement n'est pratiqué. Cette tumeur située à la partie externe de la cuisse droite, n'est pas la seule que porte le malade; on en constate une autre sur la cuisse gauche, dans un point à peu près symétrique à celui occupé par la tumeur à la cuisse droite. Cette tumeur est d'ailleurs beaucoup plus petite que celle qui est située de l'autre côté; la fluctuation y est pourtant très-évidente, ainsi que l'ondulation et le flottement. Pour n'avoir pas à revenir sur ce petit épanchement séreux, disons de suite qu'il guérit rapidement, en quelques jours, sans autre traitement que le repos.

20 *décembre.* — Aucun fait bien important n'est noté jusqu'à ce jour; on constate seulement que la poche se remplit de plus en plus et que la peau devient de moins en moins flasque.

27 *décembre.* — M. Labbé se décide à faire une ponction dans cette tumeur qui est maintenant complétement remplie. Pour cette opération il emploie l'aspirateur sous-cutané de M. Dieulafoy à l'aide duquel il retire 450 grammes d'un liquide séro-sanguinolent.

Mon ami E. Collin, interne en pharmacie, a bien voulu faire l'analyse de ce liquide, et je transcris ici la note qu'il m'a remise à ce sujet :

« La liqueur est coagulée et possède une couleur rouge due à l'hématosine, matière colorante du sang. Par la filtration, on a isolé la fibrine qui a été desséchée. 400 grammes du liquide ont été examinés et ont fourni

<pre>
Albumine. . . . .   21 gr. 60.
Fibrine. . . . . .   0 gr. 65.
</pre>

« La liqueur examinée au microscope a laissé voir quelques cristaux de cholestérine.

« Le sérum, privé par l'alcool de l'albumime, et par la filtration de la fibrine, a été évaporé à siccité et calciné à une faible chaleur. Le résidu repris par l'eau a été traité par l'azotate d'argent et a donné un précipité de chlorure d'argent pesant sec 4,380, et correspondant à 2 gr. 30 de chlorure de sodium. La liqueur ne contient que de faibles traces de phosphates et de carbonates et un peu de matières grasses. »

1er janvier 1870. Le liquide ne s'est pas reproduit. Aucun traitement n'est d'ailleurs prescrit; le malade garde seulement le repos auquel il est condamné par sa fracture de cuisse.

20 janvier. D'après les renseignements que m'a donnés mon collègue M. Peyrot, interne du service, l'épanchement ne s'est pas reproduit.

Au point de vue de la cause des symptômes et de la marche de la maladie, cette observation présente les caractères ordinaires assignés aux épanchements séreux; mais il est intéressant de noter les résultats du traitement; une seule ponction, en effet, a suffi ici pour débarrasser le malade d'une collection de liquide assez considérable, ayant d'ailleurs une grande tendance à la reproduction.

CONCLUSIONS.

Les conclusions suivantes nous paraissent ressortir de ce travail :

1° L'épanchement traumatique primitif de sérosité, étudié par Pelletan, Cloquet, Velpeau, est pour la première fois bien décrit en 1853 par Morel-Lavallée.

2° Le siége de l'épanchement est le plus souvent le tissu cellulaire superficiel, et la poche occupe de préférence les régions crurale, lombaire. Le liquide contenu paraît être de la sérosité du sang, renfermant quelques globules graisseux et des globules de sang décolorés ou déformés.

3° L'épanchement traumatique de sérosité se produit quand sous l'influence d'une contusion violente, la peau se décolle, dans une assez grande étendue, des tissus sous-cutanés. La pression brusque d'une roue de voiture qui surprend obliquement les parties et tourne un peu autour d'elles est la cause la plus puissante de ces décollements traumatiques.

4° A part la gêne et la douleur, symptômes physiologiques, les caractères physiques de l'épanchement ont une grande importance; ce sont le flottement, le trembloltement, l'ondulation, la fluctuation et le bourrelet périphérique. Bien observés, ils permettent à peu près constamment de poser un diagnostic certain et de différencier surtout les épanchements séreux des épanchements sanguins ou purulents.

5° La marche est généralement lente; la durée varie de 15 jours à un ou plusieurs mois. Les complications sont rares; l'inflammation est la plus fréquente; c'est elle surtout qui peut donner quelque gravité au pronostic.

6° Le traitement doit remplir deux indications: 1° *Supprimer le liquide* (Vesicatoire, incisions, ponctions, etc.); 2° *Supprimer la poche* (Compression, injection iodée, etc.)

INDEX BIBLIOGRAPHIQUE

LAMOTTE. — Traité de chirurgie, 1722. Tome Iᵉʳ, page 416.

PELLETAN. — Clinique chirurgicale, 1810. Tome II, (*passim*).

J. CLOQUET. — Comptes rendus de l'Académie de médecine, 1827.

VELPEAU. — Annales de chirurgie. Tome VII, page 33.

BÉRARD et DENONVILLIERS. — Compendium, 1845. Tome Iᵉʳ, page 396.

MOREL-LAVALLÉE. — Archives de médecine. Juin 1853, page 69.

BULLETINS de la Société de chirurgie, 1856.

THUILLIER. — Des épanchements sanguins (Thèse de Paris) 1856.

JALABERT. — Des épanchements sanguins, (Thèse de Paris) 1860.

FOLLIN. — Traité élémentaire de pathologie externe. (Art. Contusions)

LAUGIER — Dictionnaire de médecine et de chirurgie pratique. (Art. Cuisse).

TILLAUX. — Bulletin de Thérapeutique, 1868.

DES

DIVISIONS COMPLÈTES DE LA LANGUE
CHEZ LES JEUNES ENFANTS

PAR

G. PELTIER

« Les divisions complètes de la langue sont assez rares ; elles peuvent même être regardées comme des exceptions, car dans le jeune âge, les plaies qui résultent de la chute ou de coups sur le menton sont superficielles, et leur peu de gravité rend inutile tout traitement. Le docteur VILCHES (*Union médicale*, 1860, t. III, p. 492) a publié l'observation intéressante d'une division complète de la langue survenue chez un enfant de 4 mois ; le lambeau flottant empêchait la succion ; la réunion put être faite et la guérison s'effectua en 5 jours sans complications. BRANCA (*Archives générales de médecine*, 2ᵉ série, t. VII, p. 408) a aussi obtenu un succès du même genre chez un sujet de 13 mois. » (Bouisson, art. *plaies de la langue*) dans le *Dictionnaire encyclopédique des sciences médicales*.

Je vais d'abord rapporter ces deux observations et je terminerai par un fait que j'ai pu recueillir à la fin de l'année 1869, à l'hôpital Saint-Antoine.

Obs. I. — *Division de la langue. — Suture avec une nouvelle aiguille. — Guérison par le docteur Vilches.*

Un enfant de quatre mois tomba de son berceau et se divisa la langue transversalement au tiers antérieur et de droite à gauche dans les deux tiers de sa largeur. A l'examen, dix-huit heures après l'accident, le lambeau divisé formait comme une crête de coq s'opposant absolument à la succion du sein. Un médecin avait déjà proposé l'amputation de ce lambeau, mais l'importance de l'organe et l'âge du blessé m'incitèrent à en tenter la réunion par quelques points de suture. Ne pouvant me servir dans ce cas des aiguilles de Boyer, Velpeau, Cooper, ni des autres, j'en fis fabriquer une spécialement à cet effet. C'est une aiguille ordinaire, peu courbe, montée sur un manche rond et présentant à son extrémité antérieure une espèce d'hameçon ou chas ouvert destiné à recevoir le fil après l'introduction de l'aiguille et à ramener un des chefs par l'ouverture d'entrée en la retirant. Je saisis donc avec une pince fixe le bord droit de la langue que j'amenai en avant, et prenant mon aiguille de la main droite, j'en introduisis la pointe dans l'épaisseur de la division, à deux lignes du bord supérieur, puis la dirigeant d'avant en arrière et de bas en haut, elle vint sortir sur le dos de la langue, à trois lignes en arrière de la division. Confiant alors les pinces à un aide, je portai avec une pince fine, de la main gauche, l'anse du fil dans le chas de l'aiguille, et après un mouvement de torsion imprimé à cette aiguille, de la main droite, pour serrer cette anse, je la retirai en amenant le fil par l'ouverture d'entrée. J'en fis autant sur la partie médiane de la langue.

Dans un second temps plus facile, j'introduisis
l'aiguille dans le lambeau, à environ trois lignes en
avant du bord supérieur de la division, et la dirigeant
d'avant en arrière et de haut en bas, elle sortit au milieu de la plaie, pour saisir les extrémités antérieures
des fils, et les amener hors de la bouche, en retirant
l'aiguille. Cela fait, j'avivai les lèvres de la plaie, puis
je nouai les deux extrémités des fils.

Cinq jours suffirent à la réunion qui s'opéra sans
nulle difformité (*Siglo medico*, n° 338).

Telle est l'observation du docteur Vilches; je
ne sais jusqu'à quel point était nécessaire la fa-
brication d'une aiguille spéciale pour la suture
des lambeaux divisés; je crois que les aiguilles
ordinaires peuvent généralement suffire; il est
d'ailleurs inutile d'insister plus longuement sur
ce fait, et je passe immédiatement à la relation
de l'observation due à Branca.

OBS. II. — *Glossoraphie.* — *Suture.* — *Cicatrisation
au bout de dix jours.* — *Guérison complète.*

Fiorenca Baracelli, âgée de treize mois, tomba sur
le menton et se coupa la langue avec les dents, de
telle sorte que cet organe offrait une division transversale complète, occupant les deux tiers de sa largeur à la distance de six lignes de sa pointe. L'extrémité de la langue, considérablement tuméfiée, pendait
au dehors de la bouche qui était continuellement à
demi-ouverte à cause de la douleur et empêchait la
petite malade d'avaler. L'accident n'étant arrivé que
4 à 5 heures avant que je ne la visse, je conçus l'es-
poir d'obtenir une réunion immédiate en tenant les
bords de la plaie rapprochés à l'aide d'un point de
suture. Ma première idée fut d'enfoncer une aiguille

courte, armée d'un fil d'une certaine grosseur et ciré dans la partie dorsale du lambeau, à deux lignes environ du bord de la plaie et dans un point correspondant au milieu de la longueur de cette plaie ; mais il m'eût été impossible de tenir solidement ce lambeau avec la main gauche, soit à cause de la facilité avec laquelle il eût glissé entre mes doigts, soit parce que dans un mouvement de la tête de l'enfant, l'isthme étroit qui le réunissait au corps de la langue se serait déchiré. Imitant le procédé qu'on emploie pour percer le lobule à l'oreille, je plaçai un morceau de liége sous la face inférieure du lambeau, je perçai ce dernier avec l'aiguille qui pénétra en même temps dans le morceau de liége ; dégageant alors ce point d'appui en soutenant le lambeau avec une pince à anneaux à travers les branches de laquelle passait l'aiguille, je retirai ensuite l'aiguille elle-même. Dans un point correspondant de l'autre bord de la plaie, j'enfonçai l'aiguille de la face inférieure à la face dorsale de la langue, la concavité tournée en avant, à la distance de deux lignes des bords de la plaie ; je laissai alors l'enfant respirer un peu, ensuite je rapprochai les bords de la plaie, je nouai le fil et l'affrontement parut parfait ; je recommandai à la mère de ne plus donner le sein à sa fille et de la nourrir avec des bouillons, des panades et des œufs. Au bout de trois à quatre jours quelques personnes crurent, mais à tort, que les lèvres de la plaie ne se maintiendraient pas en contact ; ces lèvres étant enflées ne pouvaient pas se toucher dans toute l'étendue de leur surface convexe, mais elles se touchaient suffisamment dans leur ligne centrale. En effet, au bout de dix jours, la plaie se cicatrisa avec adhérence complète et avec une telle régularité, que non-seulement l'organe recouvra ses fonctions, mais encore ne garda aucune trace de cet accident. (*Annali universali*, janvier, 1835.)

J'arrive maintenant au fait que j'ai observé à l'hôpital Saint-Antoine.

OBS. III. — *Division de la langue.* — *Suture simple. Guérison sans aucune complication.*

Le 11 décembre 1869 fut amené à l'hôpital Saint-Antoine un enfant âgé de deux ans, qui dans une chute du haut d'une chaise sur quelle il était monté, venait de se faire, avec les dents, une section complète de la langue. Sa mère le releva aussitôt et vit avec effroi un morceau considérable de la langue pendant au dehors de la bouche. L'hémorrhagie était d'ailleurs assez peu abondante ; l'enfant fut conduit à un médecin du quartier qui ne crut pas possible la conservation du lambeau, et qui conseilla à la mère de se rendre à l'hôpital avec son enfant. C'est alors, environ une heure après l'accident, que l'enfant nous est présenté ; on peut facilement constater que la langue est divisée transversalement dans toute son épaisseur ; c'est à peine si, sur une longueur de 7 à 8 millimètres, le lambeau tient encore, par la partie droite, au reste de l'organe. Ce lambeau d'ailleurs est très-mobile et aux moindres mouvements de l'enfant, vient pendre au dehors de la cavité buccale, ou est ramené dans son intérieur. Je crus cependant devoir tenter la réunion. Alors, en faisant tenir fortement écartées les mâchoires de l'enfant, je pus, avec quelque difficulté, passer quatre points de suture comprenant une partie de l'épaisseur de la langue. Pour cela, faisant fixer le lambeau flottant avec une pince, je passai d'abord un point de suture à 5 ou 6 millimètres de la section, je traversai de la face supérieure vers l'inférieure une partie de l'épaisseur de la langue, puis retirant l'aiguille, je l'enfonçai dans un point correspondant de l'autre bord de la plaie, de la face inférieure vers la face dorsale. Je replaçai de la même manière trois autres points de suture ; je nouai les fils et l'affrontement me parut aussi complet que possible. Toute hémorrhagie cessa et l'enfant qui, jusqu'à ce moment, avait été très-agité, redevint calme. Quelques instants après, on put lui faire prendre du bouillon et il n'accusa pas la moindre douleur.

La suture fut pratiquée vers quatre heures du soir; la nuit fut tranquille et le lendemain je retrouvai l'enfant aussi bien que possible. La mère qui était entrée à l'hôpital avec le petit malade demanda son *exeat*, qui lui fut accordé le lendemain. Au bout de quatre jours, elle nous ramena son enfant : les points de suture étaient toujours en place, les lèvres de la plaie étaient un peu enflées ; cependant la réunion paraissait à peu près certaine. Je revis l'enfant huit jours après ; les points de suture avaient été enlevés ; la réunion était complète; une ligne transversale, cicatricielle, tranchant un peu par sa teinte blanchâtre sur la teinte rosée de la langue, indiquait seulement la division de l'organe.

Sans vouloir nous arrêter longtemps sur ces observations, il est cependant intéressant de noter la facilité assez grande avec laquelle s'opère la réunion de la langue dans les cas de division complète de cet organe. On ne devra donc pas se laisser arrêter par la difficulté que peut présenter la suture qui est toujours laborieuse; le succès, en effet, viendra le plus souvent récompenser le chirurgien des efforts qu'il aura tentés pour la conservation d'un organe aussi important.

NOUVELLES PUBLICATIONS

CHEZ LE MÊME ÉDITEUR

—

CHÁLVET (P.). Note sur les altérations des humeurs par les matières dites extractives. In-8° de 34 pages. Paris, 1869.   1 fr. 50

DUSSART (L.). Recherches expérimentales sur le rôle physiologique et thérapeutique du phosphate de chaux. Vol. in-12 de 160 pages. Paris, 1870.   2 fr.

GIRALDÈS. Leçons cliniques sur les maladies chirurgicales des enfants, recueillies par MM. Bourneville, E. Bourgeois et G. Bouteillier. Vol. in-8° de 866 pages, avec 62 fig. intercalées dans le texte. 14 fr.

HERVIEUX. Traité clinique et pratique des maladies puerpérales suites de couches. Un vol. in-8° de 1,000 pages, avec figures dans le texte.   15 fr.

La première partie (636 pages) vient de paraître. Le complément paraîtra très-prochainement et sera envoyé *franco* aux souscripteurs.

JACCOUD (S.). Traité de pathologie interne, ouvrage accompagné de figures et planches en chromo-lithographie. L'ouvrage sera complet en 2 forts vol. in-8°. T. Ier, 800 pages.   12 fr.

LAURE (P.). Etude sur la contracture intermittente des extrémités. Broch. in-8° de 68 pages, Paris, 1870.   1 fr. 50

TARNOWSKY (B.). Aphasie syphilitique; par M. Tarnowsky, professeur à l'hôpital des vénériens, agrégé à l'Académie de Saint-Pétersbourg. Gr. in-8° de 130 pages. Paris, 1870.   3 fr.

PARIS. — IMP. VICTOR GOUPY, RUE GARANCIÈRE, 5.

LE

MOUVEMENT MÉDIC[AL]

ANNALES

DE L'HYDROTHÉRAPIE SCIENTIFIQU[E]

paraissant tous les Dimanches

HUITIÈME ANNÉE

RÉDACTEUR EN CHEF:	ADMINISTRATEUR
N. PASCAL	**V. GOUPY**

RÉDACTEURS PRINCIPAUX:

L. FLEURY	G. PELTIER
BOURNEVILLE	F. VILLARD
BOUTEILLIER	E. BASSEREAU
TEINTURIER	J. CORNILLON

On s'abonne à Paris, rue Garancière, 5 : Un an, 6 fr[.]
Le *Mouvement médical* forme tous les ans un volum[e]
plus de 600 pages à deux colonnes.

L. FLEURY. — **Clinique hydrothérapique de Plessis-Lal[.]**
Deux fascicules de 150 pages chacun.

BOURNEVILLE et L. GUÉRARD. **De la Sclérose en pl[.]
disséminée.** Volume grand in-8 de 240 pages, avec
planche.

BOUTEILLIER (G.). — **Des oreillons et de leur métastase**
la femme. Mém. in-8.

PASCAL (N.). — **Enseignement et Liberté.** Lettres à M[.]
GUÉROULT, rédacteur en chef de l'*Opinion nationale*.
de 48 pages.

PELTIER (G.). **Étude sur la Cécité congénitale.** In[.]
48 pages.

PARIS. — IMP. VICTOR GOUPY, RUE GARANCIÈRE, 5.

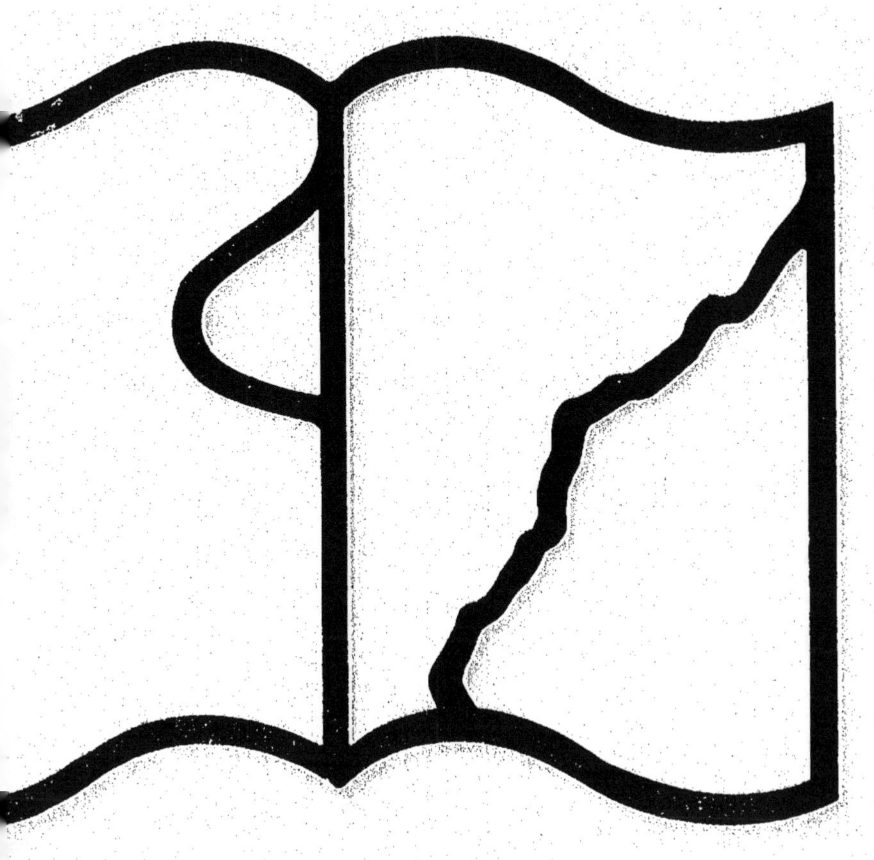

Texte détérioré — reliure défectueuse

NF Z 43-120-11

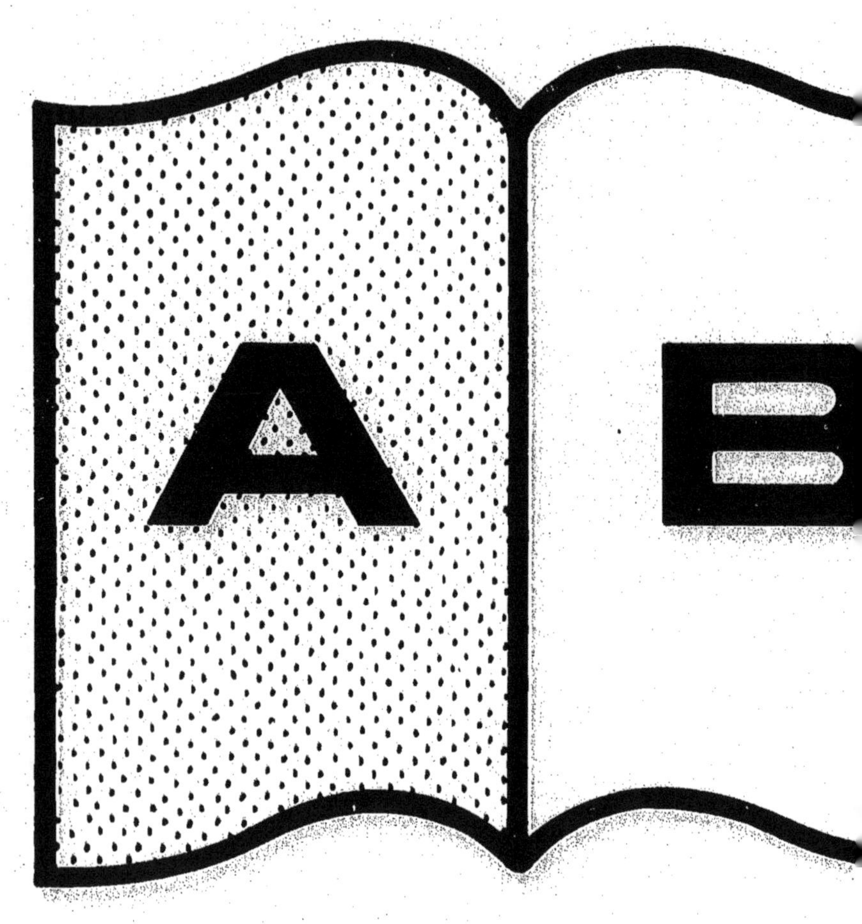

Contraste insuffisant

NF Z 43-120-14